U0694515

2023
国家中药监管蓝皮书

国家中药监管蓝皮书编委会　编写

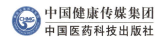
中国健康传媒集团
中国医药科技出版社

图书在版编目（CIP）数据

2023 国家中药监管蓝皮书 / 国家中药监管蓝皮书编委会编写 . -- 北京：中国医药科技出版社，2024.8. -- ISBN 978-7-5214-4774-3

Ⅰ. R288

中国国家版本馆 CIP 数据核字第 2024Q48M60 号

出版　**中国健康传媒集团 | 中国医药科技出版社**

地址　北京市海淀区文慧园北路甲 22 号

邮编　100082

电话　发行：010-62227427　邮购：010-62236938

网址　www.cmstp.com

规格　710×1000mm $\frac{1}{16}$

印张　5 $\frac{3}{4}$

字数　66 千字

版次　2024 年 8 月第 1 版

印次　2024 年 8 月第 1 次印刷

印刷　北京盛通印刷股份有限公司

经销　全国各地新华书店

书号　ISBN 978-7-5214-4774-3

定价　**68.00 元**

ISBN 978-7-5214-4774-3

9 787521 447743 >

获取新书信息、投稿、为图书纠错，请扫码联系我们。

前　言

　　促进中医药传承创新发展是党中央、国务院作出的重大决策和战略部署。当前，中医药事业发展迎来新的历史机遇，中药监管工作正在全方位迈入新的历史发展阶段。2023 年，中药传承创新发展继续深入，中药审评审批制度改革持续深化，中药标准体系日益健全，中药质量安全底线越发牢固，中药全生命周期监管体系不断完善，中药监管事业和中药产业发展都取得了显著成效。

　　中药传承创新发展是一项系统工程，建立健全符合中药特点的现代监管体系，有助于促进和推动中药传承创新发展，助力中药产业高质量发展。2022 年 7 月、2023 年 7 月连续两届国家中药科学监管大会上分别发布了《2021 国家中药监管蓝皮书》《2022 国家中药监管蓝皮书》，得到业界一致好评，央视新闻联播专门进行报道。应读者需要，继续编制《2023 国家中药监管蓝皮书》，汇集中药监管权威信息和数据，全面呈现中药科学监管现状，客观展示 2023 年中药产业发展动态。

　　本书分为中药审评审批制度改革、中药质量安全监管、中药药品标准管理、中药监管科学、服务国家区域协调发展、国际交流与合作、中药研发及行业动态等部分。中药审评审批制度改革部分对我国中药审评审批制度改革助力中药新药研发、激发中药行业创新活力等情况进行总结，以翔实的数据全面分析了我国中药监管对行业发展的引领和促进作用；中药质量安全监管部分介绍《中药材生产质量管理规范》实施情况、中药巩固提升、国家中药饮片和中成药抽检、中药不良反应监测、中药生产现场检查情况，加大风险隐患排查，强化药品全生命周期监管；中药药品标准管理部分介绍了《中华人民共和国药典》中药标准、中药饮片炮制规范、中成药标准、中药配方颗粒国家药品标准、民族药标准制修订情况，逐步健全完善中药标准体系；中药监管科学部分介绍了自 2019 年以来中药监管科学研究的探索及成果，以及中药监管科学研究基地建设的新进展；服务国家区域协调发展部分介绍了国家中医药综合改革示范区建设和粤港澳大湾区中药监管实践成果；国际交流与合作部分介绍了与 FHH、东盟的交流与合作，以及世界卫生组织传统医药合作中心为全球传统药物的科技发展作出的贡献；中药研发及行业动态部分介绍了中药新药研究的新进展、中药生产企业和经营企业情况以及中药类商品进出口概况。

作为中药监管领域的权威蓝皮书，本书以权威、多维度的数据收集和挖掘，全面展现我国中药监管现状，为深化中药审评审批和监管体制机制改革、增添中药产业发展新动力提供重要参考，对推进新时代中药科学监管、促进中药传承创新发展具有重要意义。

国家中药监管蓝皮书编委会

2024 年 6 月

目 录

一、中药审评审批制度改革

二、中药质量安全监管

三、中药药品标准管理

四、中药监管科学

五、服务国家区域协调发展

六、国际交流与合作

七、中药研发及行业动态

附表

一、中药审评审批制度改革

（一）构建符合中药特点的审评体系

2023 年，药品监管部门以习近平新时代中国特色社会主义思想为指导，深入贯彻习近平总书记关于药品安全监管、中医药工作的重要指示批示精神，扎实落实党中央、国务院决策部署，严格落实"四个最严"要求，按照"讲政治、强监管、保安全、促发展、惠民生"工作思路，持续深化中药审评审批制度改革，健全中药全链条、全生命周期监管体系，深入推进具有中国特色的中药监管科学体系建设，有力保障了人民群众用药安全有效，中药监管事业得到新发展。这一年，中药相关法规制度建设取得新进展，审评审批制度改革取得新突破，质量安全监管开创新局面，标准体系建设凸显新亮点，中药科学监管能力获得新提升，中药监管各项工作迈上新台阶。

国家药监局坚持政治引领，落实国家重大战略部署，印发《关于进一步加强中药科学监管促进中药传承创新发展的若干措施》，以改革促进中药传承创新发展，一批治疗定位准、临床价值大的中药新药获批上市，其中"改良型新药""同名同方药""天然药物"均实现了"零的突破"。持续深化中药审评审批制度改革，发布实施《中药注册管理专门规定》，进一步完善中医药理论、人用经验、临床试验相结合的中药安全性、有效性证据体系。

2023 年印发的中药相关文件见表 1-1。

表 1-1 2023 年印发的中药相关文件

序号	文件名称	颁发部门	发布时间
1	国家药监局关于印发进一步加强中药科学监管促进中药传承创新发展若干措施的通知	国家药监局	2023.01.04
2	国家药品监督管理局 国家市场监督管理总局 公安部 最高人民法院 最高人民检察院关于印发药品行政执法与刑事司法衔接工作办法的通知	国家药品监督管理局 国家市场监督管理总局 公安部 最高人民法院 最高人民检察院	2023.01.10
3	国务院办公厅关于印发中医药振兴发展重大工程实施方案的通知	国务院办公厅	2023.02.10
4	国家药监局关于发布《中药注册管理专门规定》的公告	国家药监局	2023.02.10
5	国家中医药管理局综合司 国家药品监督管理局综合司关于发布《古代经典名方关键信息表（"异功散"等儿科 7 首方剂）》的通知	国家中医药管理局综合司 国家药品监督管理局综合司	2023.05.05
6	国家药监局综合司关于印发《中药材生产质量管理规范》监督实施示范建设方案的通知	国家药监局综合司	2023.06.08
7	国家药监局关于发布《药品标准管理办法》的公告	国家药监局	2023.07.04
8	国家药监局关于发布《中药饮片标签管理规定》的公告	国家药监局	2023.07.12
9	国家药监局关于发布《中药饮片标签撰写指导原则（试行）》《中药饮片保质期研究确定技术指导原则（试行）》的通告	国家药监局	2023.07.26
10	国家中医药管理局综合司 国家药品监督管理局综合司关于发布《古代经典名方关键信息表（"竹叶石膏汤"等 25 首方剂）》的通知	国家中医药管理局综合司 国家药品监督管理局综合司	2023.07.28
11	国家中医药管理局 国家药品监督管理局关于印发《古代经典名方目录（第二批）》的通知	国家中医药管理局 国家药品监督管理局	2023.08.23

序号	文件名称	颁发部门	发布时间
12	药品经营和使用质量监督管理办法	国家市场监督管理总局	2023.09.27
13	国家药监局关于加强药品上市许可持有人委托生产监督管理工作的公告	国家药监局	2023.10.17
14	国家药监局综合司关于印发药品上市许可持有人委托生产现场检查指南的通知	国家药监局综合司	2023.10.17

2023年1月3日，国家药监局以1号文件印发《国家药监局关于进一步加强中药科学监管促进中药传承创新发展的若干措施》，围绕中药全产业链质量管理、全过程审评审批加速、全生命周期产品服务、全球化监管合作、全方位监管科学创新，从加强中药材质量管理，强化中药饮片、中药配方颗粒监管，优化医疗机构中药制剂管理，完善中药审评审批机制，重视中药上市后管理，提升中药标准管理水平，加大中药安全监管力度，推进中药监管全球化合作，保障措施等9个方面提出35项具体措施。

2月10日，国务院办公厅发布《关于印发中医药振兴发展重大工程实施方案的通知》，加大了"十四五"期间对中医药发展的支持和促进力度。

2月10日，国家药监局印发《中药注册管理专门规定》（以下简称《专门规定》），自2023年7月1日起施行。

《专门规定》与新修订《药品管理法》《药品注册管理办法》有机衔接，在药品注册管理通用性规定的基础上，进一步对中药研制相关要求进行细化，加强了中药新药研制与注册管理。

《专门规定》全面落实《中共中央 国务院关于促进中医药传承创新发展的意见》，充分吸纳药品审评审批制度改革成熟经验，并结合疫情防控中药成果转化实践探索，借鉴国内外药品监管科学研究成果，全方位、系统地构建了中药注册管理体系，全力推进中国式药品监管现代化建设。

踏上实现第二个百年奋斗目标新的赶考之路，新时代对中药发展提出了新的更高要求。要坚持以习近平新时代中国特色社会主义思想为指导，深入学习贯彻党的二十大精神，严格落实"四个最严"要求，持续加强中药全链条、全生命周期监管，筑牢中药安全底线，追求高质量发展高线，加强中国式药品监管和中药监管科学体系建设，持续推进中药传承创新发展。

（二）中药注册申请审评审批情况

2023 年，新药研制的质量和数量继续保持良好态势。全年受理中药注册申请共 1163 件（以受理号计，下同）。以注册申请类别统计，受理中药新药临床试验申请 75 件（包括创新中药 54 件，改良型中药 21 件），新药上市许可申请 26 件（包括创新中药 8 件，改良型中药 3 件，古代经典名方中药复方制剂上市许可申请 15 件），补充申请 1054 件，同名同方药上市许可申请 1 件，境外生产药品再注册申请 7 件。2019-2023 年中药各类注册申请受理情况详见图 1-1。

2023 年，完成审评的中药注册申请共 878 件。以注册申请类别统计，新药临床试验申请 77 件，新药上市许可申请 21 件，同名同方药上市许可申请 1 件，补充申请 768 件，境外生产药品再注册申请 8 件。2023 年中药各类注册申请审评完成的具体情况详见表 1-2。2019-2023 年中药各类注册申请的审评完成情况详见图 1-2。

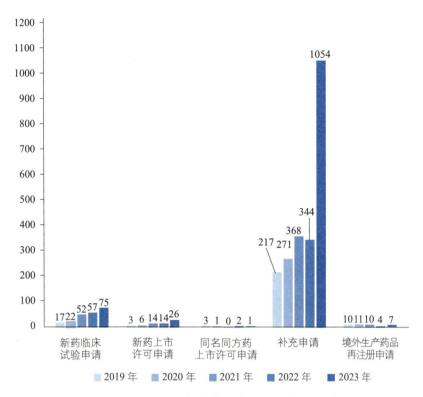

图 1-1　2019-2023 年中药各类注册申请受理情况

表 1-2　2023 年中药各类注册申请审评完成的具体情况

申请类型	完成审评情况			
	批准/建议批准	不批准/建议不批准	其他	合计
新药临床试验申请	63	/	14	77
新药上市许可申请	11	4	6	21
同名同方药上市许可申请	1	/	/	1
补充申请	688	8	72	768
境外生产药品再注册申请	8	/	/	8
复审注册申请	/	1	2	3
总计	878			

　　注："其他"是指申请人未按规定缴纳费用、撤回申请等原因导致审评审批终止的情形。

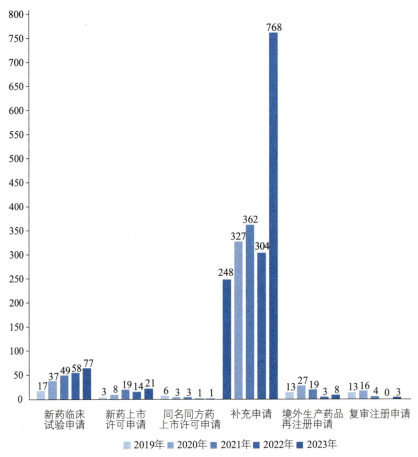

图 1-2　2019-2023 年中药各类注册申请的审评完成情况

近年来，国家药监局全面落实《中共中央 国务院关于促进中医药传承创新发展的意见》，顺应新时代药品监管形势和理念的变化，总结既往中药注册监管经验，优化中药注册分类和申报资料要求，拓宽中药传承创新发展路径，积极构建中医药理论、人用经验、临床试验相结合的审评证据体系，逐步建立完善符合中药特点的技术标准体系，持续推进中药审评审批机制改革。

一系列措施有力有效，最大程度激发并释放了中药创新的活力和潜能，推动产业高质量发展。2023 年，批准 10 个（以品种计）中药新药上市（表 1-3），其中创新药品种 6 个、改良型新药（即中药 2.2 类新药）1 个，按古代经典名方目录管理的中药复方制剂（即中药 3.1 类新药）3 个，另外，还批准同名同方药（即中药 4 类新药）1 个。2023 年，首次实现了新的中药（天然药物）注册分类调整后 4 个类别的全覆盖。已批准的中药创新药，在研制过程中均开展了随机对照（RCT）临床试验研究。

表 1-3　2023 年获批上市的中药新药情况

药品名称	功能主治	注册分类
参郁宁神片	益气养阴，宁神解郁。用于轻、中度抑郁症中医辨证属气阴两虚证者，症见失眠多梦、多疑善惊、口咽干燥、舌淡红或红、苔薄白少津、脉细或沉细等	1.1 类中药
小儿紫贝宣肺糖浆	宣肺止咳，化痰利咽。用于治疗小儿急性气管炎－支气管炎风热犯肺证。症见咳嗽不爽或咳声重浊，痰黄粘稠，不易咳出，恶风，汗出，咽痛，口渴，鼻浊流涕等；舌苔薄黄，脉浮数	1.1 类中药
通络明目胶囊	化瘀通络，益气养阴，止血明目。用于 2 型糖尿病引起的中度非增殖性糖尿病视网膜病变血瘀阻络、气阴两虚证所致的眼底片状出血、目睛干涩、面色晦暗、倦怠乏力，舌质淡，或舌暗红少津，或有瘀斑瘀点，脉细，或脉细数，或脉涩	1.1 类中药
枳实总黄酮提取物／枳实总黄酮片	行气消积、散痞止痛。用于功能性消化不良，症见餐后饱胀感、早饱、上腹烧灼感和上腹疼痛等	1.2 类中药
香雷糖足膏	适用于清创后创面截面积小于 $25cm^2$ 的 Wagner 1 级糖尿病足部伤口溃疡	天然药物 1.2 类
小儿豉翘清热糖浆	疏风解表，清热导滞，用于小儿风热感冒夹滞证，症见发热咳嗽、鼻塞流涕、咽红肿痛、纳呆口渴、脘腹胀满，便秘或大便酸臭、溲黄	2.2 类中药

续表

药品名称	功能主治	注册分类
枇杷清肺颗粒	清肺经热，用于肺风酒刺，症见面鼻疙瘩，红赤肿痛，破出粉汁或结屑等	3.1 类中药
济川煎颗粒	温肾益精，润肠通便。用于肾虚便秘证。症见大便秘结，小便清长，腰膝酸软，头目眩晕，舌淡苔白，脉沉迟	3.1 类中药
一贯煎颗粒	滋阴疏肝。用于肝阴不足，血燥气郁证。症见胸脘胁痛，吞酸吐苦，咽干口燥，舌红少津，脉细弦；亦治疝气瘕聚	3.1 类中药
百令胶囊	补肺肾，益精气。用于肺肾两虚引起的咳嗽、气喘、腰背酸痛；慢性支气管炎的辅助治疗	4 类中药

（三）中药配方颗粒备案情况

根据《国家药监局 国家中医药局 国家卫生健康委 国家医保局关于结束中药配方颗粒试点工作的公告》（2021 年第 22 号）中药配方颗粒备案管理有关要求，中药配方颗粒备案分为上市备案和跨省销售备案。中药配方颗粒在上市前由生产企业报所在省级药品监督管理部门备案。对于跨省销售使用的中药配方颗粒，生产企业应再报使用地省级药品监督管理部门备案。

截至 2023 年 12 月 31 日，中药配方颗粒上市备案数 22727 个，跨省销售备案数 264707 个。各省（市、区）及新疆生产建设兵团中药配方颗粒上市备案数和跨省销售备案数见表 1-4。其中 2023 年中药配方颗粒上市备案数 10448 个，跨省销售备案数 147075 个。

表 1-4　中药配方颗粒备案情况

省份	中药配方颗粒上市备案数（件）	中药配方颗粒跨省销售备案数（件）
北京	632	8409
天津	396	7550
河北	1166	9076
山西	/	10398
内蒙古	207	9786
辽宁	400	11086
吉林	672	10273
黑龙江	15	10575
上海	695	3293
江苏	1056	5916
浙江	1329	2695
安徽	1068	12027
福建	4	10119
江西	1387	3711
山东	1445	11153
河南	1005	2053
湖北	1967	5661
湖南	1745	6379
广东	1640	9093
广西	1655	5029
海南	/	9312
重庆	569	8191
四川	836	9315
贵州	1229	8960
云南	964	11505
西藏	/	7283
陕西	121	11981
甘肃	524	8675
青海	/	10193

续表

省份	中药配方颗粒上市备案数（件）	中药配方颗粒跨省销售备案数（件）
宁夏	/	8121
新疆	/	9406
新疆生产建设兵团	/	7483

（四）医疗机构中药制剂审批备案情况

医疗机构中药制剂来源于临床实践并服务于临床需求，是长期临床经验的积累总结。长期以来，作为临床用药的有益补充，对提高中医临床疗效发挥了积极的作用，在一定程度上解决了市场上药品品种供应不足等问题。医疗机构制剂与药品一样，同属防病治病的特殊商品，直接关系到广大人民群众的身体健康和生命安全。国家药监局持续优化医疗机构中药制剂管理，指导省级药品监督管理部门严格规范开展医疗机构制剂的审批和备案，提升医疗机构制剂质量安全水平，规范调剂使用医疗机构中药制剂，支持通过调剂在不同医疗机构内开展多中心临床研究，积极发挥医疗机构中药制剂作用。

医疗机构应用传统工艺配制的中药制剂一般都汇集了老中医丰富的经验，经过多年临床验证，成为很多医疗机构的特色。2017 年 7 月 1 日起实施的《中医药法》中提出，国家鼓励医疗机构根据本医疗机构临床用药需要配制和使用中药制剂，支持应用传统工艺配制中药制剂，支持以中药制剂为基础研制中药新药。同时指出，医疗机构配制的中药制剂品种，应当依法取得制剂批准文号。但是，仅应用传统工艺配制的中药制剂品种，向医疗机构所在地省、自治区、直辖市人民政府药品监督管理部门备案后即可配制，不需要取得制剂批准文号。

2018 年 2 月，原国家食品药品监督管理总局发布《关于对医疗机构应用传统工艺配制中药制剂实施备案管理的公告》，明确对医疗机构应用传统工艺配制的中药制剂实行备案管理，医疗机构应将备案资料报送所在地省级食品药品监督管理部门。随后，各地药品监管部门积极行动，结合本地实际制定实施细则，有序开展备案工作。截至2023年底（其中北京、山东、湖北为截至2024年6月数据，图、表中用＊注明），全国31个省、自治区、直辖市共有37535个中药（含民族药）医疗机构制剂批准文号，其中20382个备案的中药（含民族药）医疗机构制剂，各地中药医疗机构制剂批准文号和备案情况如图1-3、图1-4、表1-5所示。

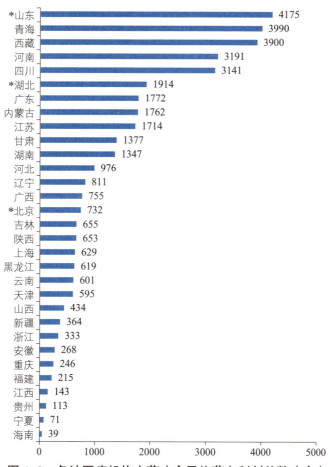

图1-3　各地医疗机构中药（含民族药）制剂总数（个）

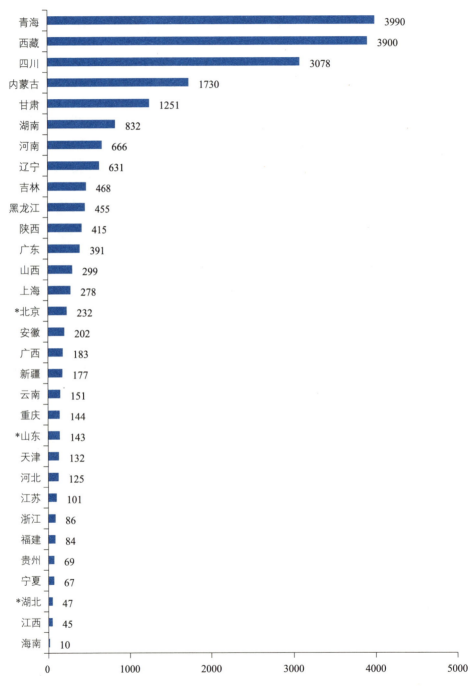

图 1-4 各地备案的中药（含民族药）医疗机构制剂总数（个）

表 1-5　各地中药医疗机构制剂备案情况

省份	2019年新备案	2020年新备案	2021年新备案	2022年新备案	2023年新备案
*北京	30	72	55	53	12
天津	9	80	29	127	5
河北	4	18	5	71	38
山西	102	29	119	31	18
内蒙古	239	1684	365	33	18
辽宁	41	29	21	23	40
吉林	33	245	65	127	132
黑龙江	24	86	38	95	224
上海	75	71	80	18	26
江苏	10	12	27	28	20
浙江	11	42	6	16	33
安徽	29	25	59	48	29
福建	5	67	21	19	9
江西	1	12	6	17	10
*山东	12	43	24	21	47
河南	66	145	152	147	209
*湖北	0	19	21	26	7
湖南	66	74	123	128	208
广东	8	3	10	22	38
广西	87（含民族药3个）	31（含民族药6个）	22（含民族药8个）	21	20
海南	1	0	3	2	4
重庆	27	21	34	55	18
四川	381	1274	826	517	127
贵州	0	7	4	17	27
云南	0	13	126（含藏药注册转备案121个）	142	21

续表

省份	2019年新备案	2020年新备案	2021年新备案	2022年新备案	2023年新备案
西藏	434	434	434	191	847
陕西	5	70	138	112	90
甘肃	400	215	593	31	33
青海	199	1887	1862	55	61
宁夏	0	32	10	10	10
新疆（含维吾尔药制剂）	50（含维吾尔药制剂35个）	65（含维吾尔药制剂51个）	18（含维吾尔药制剂4个）	14	29

（五）古代经典名方目录及其信息考证

推进古代经典名方制剂研发，将中医药经典理论和实践经验转化为中药新药，有利于更好发挥中医药特色优势，保障人民健康，助力"健康中国"。国家鼓励研制古代经典名方中药复方制剂，并实施简化审评审批。

1. 分批发布《古代经典名方目录》

2018年以来，国家中医药管理局先后印发《古代经典名方目录（第一批）》《古代经典名方目录（第二批儿科部分）》共107首方剂和64首方剂关键信息表。为进一步贯彻落实《中华人民共和国中医药法》《中共中央 国务院关于促进中医药传承创新发展的意见》，2023年8月23日，国家中医药管理局、国家药品监督管理局联合发布《古代经典名方目录（第二批）》，共包含217首方剂，其中汉族医药方剂93首，藏医药方剂34首、蒙医药方剂34首、维医药方剂38首、傣医药方剂18首。

2. 持续开展关键信息考证

为贯彻落实《中医药法》《中共中央 国务院关于促进中医药传承创新发展的意见》，加快推动古代经典名方中药复方制剂上市，更好发挥中医药特色优势，满足人民群众用药需求，国家中医药管理局、国家药品监督管理局积极组织推进古代经典名方关键信息考证研究工作。

2023 年 5 月，国家中医药管理局综合司、国家药品监督管理局综合司印发《关于发布〈古代经典名方关键信息表（"异功散"等儿科 7 首方剂）〉的通知》，发布了异功散、泻黄散、白术散、消乳丸、苏葶丸、人参五味子汤、清宁散等 7 首儿科方剂的关键信息。

2023 年 7 月，国家中医药管理局综合司、国家药品监督管理局综合司印发《关于发布〈古代经典名方关键信息表（"竹叶石膏汤"等 25 首方剂）〉的通知》，发布了竹叶石膏汤、麻黄汤、小承气汤、当归四逆汤、桂枝芍药知母汤、半夏厚朴汤、百合地黄汤、枳实薤白桂枝汤、厚朴麻黄汤、当归建中汤、槐花散、升阳益胃汤、当归六黄汤、厚朴温中汤、玉女煎、保阴煎、化肝煎、固阴煎、清骨散、达原饮、沙参麦冬汤、完带汤、身痛逐瘀汤、五味消毒饮、散偏汤等 25 首方剂的关键信息。

（六）中药品种保护

国家鼓励研制开发临床有效的中药品种，对质量稳定、疗效确切的中药品种实行分级保护制度。2023 年，持续做好中药品种保护工作持续扶优保优，强化中药品种保护审评和督导工作。完善中药品种保护制度体系，推进《中药品种保护条例》修订，研究制定中药品种保护条例技术要求；优化中药品种保护技术审评系统。

2023 年，共受理各类中药品种保护申请 53 个（同比增加 130%）；审评品种 78 个（次）（同比增加 212%），其中初次保护 38 个（次），延长保护期 40 个（次）；发布中药品种保护公告 8 个（其中初次保护 3 个，延长保护期 5 个），完成 12 个在保品种的督导检查审评工作，对部分中保品种发放督导通知，提前终止 2 个品种保护。截至 2023 年 12 月底，国家药监局官网数据显示，中药保护品种在保护期内品种共有 67 个（中药保护品种列表）。

（七）进口药材有关情况

国家药监局强化调查研究，完善进口中药材管理。严格按照《进口药材管理办法》，组织开展首次进口药材的审批和非首次进口药材的通关备案工作，加大对工作人员的业务培训和进口药材申请人的指导，强化进口药材检验能力建设，提升进口药材质量追溯水平。协调海关总署、农业农村部、国家中医药管理局等多部门共同推进牛黄进口，推动海关总署修订《输华商品目录》（2023 年首次实现将尼泊尔国余甘子、重楼等 15 种药材增进目录，并列入两国总理签署公告），提升药材进口通关便利性，缓解国内药材资源短缺问题。与海关总署等部门共同加强对辖区内药品进口口岸和允许进口药材的边境口岸的通关工作的规范管理，加强对口岸局和口岸所的业务指导和管理。

2023 年，首次进口药材批准 220 件，备案 2926 件。国家药监局严格按照《进口药材管理办法》，组织开展首次进口药材的审批和非首次进口药材的通关备案工作，加大对工作人员的业务培训和辖区内进口药材申请人的指导，强化进口药材检验能力建设，提升进口药材质量追溯水平。与海关总署等部门共同加强对辖区内药品进口口岸和允许进口药材的边境口岸的通关工作的规范管理，加强对口岸局和口岸所的业务指导和管理。

2023 年，经国务院批准，同意增设吉林省中俄珲春－克拉斯基诺公路口岸为药材进口边境口岸，黑龙江省绥芬河口岸、同江口岸为药材进口边境口岸，同意增设泰州市泰州港口岸为药品进口口岸。

截至 2023 年 12 月，我国共有药品进口口岸 29 个（其中能够进口中药材的 26 个），允许进口药材的边境口岸 28 个。

截至 2023 年 12 月底，31 个省、自治区、直辖市首次进口药材批件数、品种数量和非首次进口药材通关单数量和品种数量见表 1-6。

表 1-6　2023 年首次进口药材和非首次进口药材品种数量

省份	首次进口药材批件数（个）	首次进口药材品种数量（个）	非首次进口药材通关单数量（个）	非首次进口药材品种数量（个）
北京	/	/	53	6
天津	/	/	580	29
河北	6	6	/	/
山西	/	/	/	/
内蒙古	/	/	16	1
辽宁	/	/	3	2
吉林	/	/	3	1
黑龙江	4	4	91	2
上海	1	1	602	29
江苏	3	3	90	16
浙江	3	3	414	21
安徽	14	10	/	/
福建	/	/	33	3

续表

省份	首次进口药材批件数（个）	首次进口药材品种数量（个）	非首次进口药材通关单数量（个）	非首次进口药材品种数量（个）
江西	/	/	/	/
山东	14	9	308	17
河南	1	1	3	2
湖北	/	/	14	1
湖南	2	2	/	/
广东	7	4	299	15
广西	46	14	216	13
海南	/	/	31	5
重庆	29	20	23	3
四川	/	/	/	/
贵州	/	/	/	/
云南	113	36	1983	13
西藏	/	/	6	2
陕西	/	/	/	/
甘肃	/	/	/	/
青海	/	/	/	/
宁夏	/	/	/	/
新疆	7	7	1649	2
合计	250	120	6417	183

（八）技术指导原则

在药品审评和研发过程中，指导原则兼具监管依据和技术要求的双重职能。《药品注册管理办法》明确，从事药物研制和药品注册活动，应当遵守有关法律、法规、规章、标准和规范；药品审评中心等专业技术机构，应当根据科学进展、行业发展实际和药品监督管理工作需要制定技术指导原则和程序，并向社会公布。

药品技术指导原则体系的建立与完善，是落实"四个最严"要求的最好实践，是推进审评体系和审评能力现代化的重要举措。国家药监局药审中心通过"定标准、定程序、定计划"三步走的方式，统筹规划以指导原则为核心的审评标准体系建设，围绕药品研发需求和鼓励创新的原则，对标国际先进监管机构技术标准，加大指导原则制定和公开力度。

在着力提升中药材质量研究，鼓励中药研发与创新方面，2023年，围绕构建三结合国家药监局发布了《中药饮片标签撰写指导原则（试行）》《中药饮片保质期研究确定技术指导原则（试行）》等8个指导原则，具体见表1-7。

表1-7 2023年发布的中药技术指导原则

序号	名称	发布时间
1	与恶性肿瘤治疗相关中药新药复方制剂临床研发技术指导原则（试行）	2023.04.14
2	临床试验中的药物性肝损伤识别、处理及评价指导原则	2023.07.10
3	中药新药临床试验用药品的制备研究技术指导原则（试行）	2023.07.25
4	其他来源于古代经典名方的中药复方制剂药学研究技术指导原则（试行）	2023.07.25
5	中药饮片标签撰写指导原则（试行）	2023.07.26
6	中药饮片保质期研究确定技术指导原则（试行）	2023.07.26
7	基于人用经验的中药复方制剂新药药学研究技术指导原则（试行）	2023.10.18
8	糖尿病视网膜病变相关中药新药临床研发技术指导原则（试行）	2023.11.14

（九）重要文件解读

1.《关于进一步加强中药科学监管促进中药传承创新发展若干措施》

为全面落实党的二十大报告关于"强化食品药品安全监管""促进中医药传承创新发展"的重大战略部署，坚持以习近平新时代中国特色社会主义思想为指导，准确把握当前中药质量安全监管和中药产业高质量发展面临的新形势、新任务和新挑战，全面加强中药全产业链质量管理、全过程审评审批加速、全生命周期产品服务、全球化监管合作、全方位监管科学创新，向纵深推进中国式现代化药品监管实践和具有中国特色的中药科学监管体系建设，2023 年 1 月，国家药监局印发《进一步加强中药科学监管促进中药传承创新发展若干措施》(以下简称《新 35 条》)。

《新 35 条》提出了"加强中药材质量管理""强化中药饮片、中药配方颗粒监管""优化医疗机构中药制剂管理""完善中药审评审批机制""重视中药上市后管理""提升中药标准管理水平""加大中药安全监管力度""推进中药监管全球化合作"等 9 方面共 35 条政策措施。《新 35 条》与《药品注册管理办法》《中药注册分类及申报资料要求》《国家药监局关于促进中药传承创新发展的实施意见》及中药系列技术指导原则等形成各有侧重、有机统一的中药监管政策体系，全面落实党中央、国务院关于促进中医药事业传承创新发展决策部署，增添中药产业高质量发展新动力，更好保护和促进公众健康。

（1）加强中药材质量管理。《新 35 条》提出，规范中药材产地加工。进一步调动中药材产地地方政府、中药材生产企业、基地农户积极性，推动中药生产企业将药品质量管理体系向中药材种植加工环节延伸，促进中药材生产加工与生态文明建设和乡村振兴结合。

（2）强化中药饮片、中药配方颗粒监管。《新35条》提出，加强中药饮片审批管理。遵循中医药理论和用药规律，围绕质量安全风险，推动中药饮片炮制机理研究，建立健全中药饮片质量评价体系。会同国家中医药管理局制定《实施审批管理的中药饮片目录》及配套文件，依法对符合规定情形的中药饮片实施审批管理。

（3）完善中药审评审批机制。《新35条》提出，完善中药应急审评审批机制。快速有效应对公共突发卫生事件，对国务院卫生健康或者中医药管理部门认定急需中药实施特别审批程序。鼓励并扶持用于重大疾病、罕见病，或者儿童用中药新药的研制，对符合规定情形的相关注册申请实行优先审评审批。

（4）重视中药上市后管理。《新35条》提出，加强中药不良反应监测。组织研究开发符合中药特点的中药不良反应信号监测工具，对发现的安全性风险信号及时开展综合分析研判，采取相应的风险控制措施，加强对不良反应聚集性事件的监测和处置力度，及时防控用药风险。

（5）加大中药安全监管力度。《新35条》提出，创新中药质量监管模式。逐步构建"网格化"监管模式，完善中药生产监管制度建设，研究制定并监督实施《中药生产质量管理规范》。逐步建立并完善中药生产区域化风险研判机制，针对重点企业、重点品种、重点环节，持续加强中药饮片、中药配方颗粒和中成药监督检查，有序开展中药材延伸检查。进一步规范中药饮片、中药配方颗粒和中成药流通经营秩序，强化使用环节质量监管。

（6）严厉打击违法违规行为。《新35条》依法严查重处药品上市

2023
国家中药监管蓝皮书

许可持有人、生产和 / 或经营企业涉嫌注册、备案造假，以及掺杂掺假、编造记录、违规销售等违法违规行为。严厉打击"窝点"制售中药假药等违法犯罪活动，充分利用网络监测、投诉举报等线索，联合公安、司法等部门，坚决查清源头、一追到底，依法追究犯罪人员刑事责任，坚守中药安全底线。

2.《中药注册管理专门规定》

《中药注册管理专门规定》（以下简称《专门规定》）是在《中药注册管理补充规定》实施基础上，充分吸纳药品审评审批制度改革成熟经验，结合疫情防控中药成果转化实践探索，借鉴国内外药品监管科学研究成果，全方位、系统地构建了中药注册管理体系。《专门规定》是介于《药品注册管理办法》和系列药品研制技术指导原则之间的规范性文件，内容既涉及中药注册方面的行政管理事务，又涉及中药审评审批专业技术内容。《专门规定》对中药人用经验的合理应用以及中药创新药、中药改良型新药、古代经典名方中药复方制剂、同名同方药等注册分类的研制原则和技术要求进行了明确。《专门规定》通过必要的技术要求表述，进一步落实加快推进完善中医药理论、人用经验和临床试验相结合（以下简称"三结合"）的中药审评证据体系，体现中药注册管理的新理念和改革举措，并加强了对中药研制的指导，具有较强的实操性。

主要特点

（1）将药品的基本要求与中药特殊性有机结合。中药与其他药品的共同点是以临床价值为导向，用于人体疾病的预防、治疗、诊断，而不同点在于中药具有丰富的临床人用经验，中药的人用经验蕴含着重要的有效性和安全性信息,"临床－实验室－临床"是中药新药研发的主要路径和特点。因此,《专门规定》遵循中药研制规律和特点,不断强化"以临床价值为导向、重视人用经验、全过程质量控制"等研制理念,将中药的生产工艺、质量标准、药效学、毒理学、临床研究等各研制内容有机结合,结合药品安全性、有效性、质量可控性的基本要求,建立起兼顾药品基本要求,具有中药特点的审评审批体系。

（2）辩证处理好中药传承与创新的关系。推动中药高质量发展,要善于传承、勇于创新。中医药具有历史悠久的临床实践,为中药研发提供了宝贵经验和指导理论;同时,中药的创新发展,也需要充分运用现代科学技术。中药的传承与创新是相互统一、相互依存、相互促进的关系。《专门规定》明确中药新药研制应当注重体现中医药原创思维及整体观,鼓励运用传统中药研究方法和现代科学技术研究、开发中药;支持研制基于古代经典名方、名老中医经验方、医疗机构中药制剂等具有丰富中医临床实践经验的中药新药。同时,《专门规定》鼓励应用新兴科学和技术研究阐释中药的作用机理,鼓励将真实世界研究、新型生物标志物、替代终点决策、以患者为中心的药物研发、适应性设计、富集设计等用于中药疗效评价,在此基础上推动中药新药研制创新。

（3）充分尊重中药人用经验。中医药学极其注重临床实践,中医药具有悠久的人用经验和数据,人用经验反映了中药的实践性特点。中药研制一般具有"源于临床,用于临床"的特点,中药新药在上市前多数已有一定的人用经验。将已有的中药人用经验整合入中药的审评证据体系,长期以来一直是业界的呼声,也是药品监管部门积极探索构建符合中药特点的审评技术评价体系的切入点。2021 年以来，国家药监局加快了构建"三结合"的中药审评证据体系步伐。《专门规定》充分重视"人用经验"对中药安全性、有效性的支撑，设立专章，对中药人用经验的具体内涵，作为支持中药安全性、有效性证据的合规性、药学研究要求，以及人用经验证据支持注册申请的情形等进行明确，促进了"三结合"审评证据体系的加快建立和完善；同时，还明确注册申请人可根据中药人用经验对中药安全性、有效性的支持程度和不同情形，在研制时可选择不同的临床研究路径，将极大地激发中药新药研制的活力。

（4）系统阐释了中药注册分类研制原则要求。目前，调整后的中药注册分类尊重中药研发规律、突出中药特色，鼓励具有中医药特点的中药复方制剂创新，注重以临床价值为导向，不再以物质基础作为划分注册类别的依据。《专门规定》按照调整后的中药注册分类（中药创新药、中药改良型新药、古代经典名方中药复方制剂及同名同方药等）的不同特点，分章节系统阐释。依法简化古代经典名方中药复方制剂审批，构建与制剂特点相适应的审评模式，促进古代经典名方中药复方制剂研发。

（5）明确了中药疗效评价指标的多元性。《专门规定》基于中医药在临床中发挥的作用和特点，明确了中药的疗效评价应当结合中医药临床治疗特点，确定与中药临床定位相适应、体现其作用特点和优势的疗效指标；挖掘中医药临床价值，列举了可作为中药疗效评价的8 种情形（对疾病痊愈或者延缓发展、病情或者症状改善、患者与疾病相关的机体功能或者生存质量改善、与化学药品等合用增效减毒或者减少毒副作用明显的化学药品使用剂量等情形），丰富了以临床价值为导向的多元化中药临床疗效评价方法，促进了中医药独特的评价方法与体系的建立，为中药新药研制拓展思路。

主要内容

《专门规定》共十一章，82条。主要内容分为总则、中药注册分类与上市审批、人用经验证据的合理应用、中药创新药、中药改良型新药、古代经典名方中药复方制剂、同名同方药、上市后变更、中药注册标准、药品名称和说明书、附则等。

第一章总则，共10条。强调传承与创新并重，坚持以临床价值为导向、中医药理论指导，注重临床实践，改革、完善审评证据体系和疗效结局指标；建立符合中药特点的安全性评价要求，强化中药研制全过程的质量控制，保障中药资源可持续利用。

第二章中药注册分类与上市审批，共6条。明确中药注册分类、研制路径和模式，建立适合中药研制情形的简化审批、优先审批、附条件审批、特别审批的相应规定。

第三章人用经验证据的合理应用，共11条。明确了中药人用经验的具体内涵，以及作为支持中药安全性、有效性证据的合规性和药学研究要求；明确了合理使用人用经验证据支持注册申请，合理豁免非临床安全性研究及部分临床试验的情形；引入真实世界证据作为支持产品上市的依据；对医疗机构中药制剂应用人用经验的情形进行明确。

第四章中药创新药，共13条。根据中药特点分别规定了临床、药学及药理毒理方面的相应要求，涉及明确中药复方组方要求，新药材及其制剂、提取物及其制剂研究基本原则和要求等。

第五章中药改良型新药，共7条。明确改良型新药研发的基本原则，并针对改剂型、改变给药途径、增加功能主治、改变工艺或辅料等引起药用物质基础或药物吸收、利用明显改变等改良型新药情形，分别提出研制要求。

第六章古代经典名方中药复方制剂，共 6 条。明确了古代经典名方制剂的注册管理总体要求、研制基本要求、审评模式，以及该类制剂上市后的研究要求。

第七章同名同方药，共 6 条。明确了同名同方药的研制基本原则，规定了对照同名同方药的选择要求，以及同名同方药开展临床试验以及豁免临床试验的条件。

第八章上市后变更，共 8 条。提出中药上市后变更的总体要求；明确了变更规格、生产工艺及辅料、适用人群、用法用量、处方药味等常见变更情形的研制要求；明确替代或减去国家药品标准处方中的毒性药味或处于濒危状态药味、将处方中按新药批准的提取物由外购变更为自行提取、删除主治或者适用人群范围等特殊变更情形的研制要求。

第九章中药注册标准，共 4 条。明确中药注册标准的研制目标，支持探索建立整体质量控制方法和持续完善中药质量标准体系；明确企业内控标准与注册标准的关系。

第十章药品名称和说明书，共 5 条。明确中药通用名称的命名要求，对已上市中药的说明书完善提出了要求。对含毒性中药饮片的中药、主治为证候的中药复方制剂以及来源于古代经典名方中药复方制剂的说明书均作出了针对性的有关要求。

第十一章附则，共 6 条。主要包括天然药物、境外已上市而境内未上市产品、中药注射剂等的研制要求，以及医疗机构中药制剂的注册管理有关规定。明确《专门规定》施行日期等。

二、中药质量安全监管

（一）五部门联合发布《药品行政执法与刑事司法衔接工作办法》

为进一步健全药品行政执法与刑事司法衔接工作机制，加大对药品领域违法犯罪行为的打击力度，严防严管严控药品安全风险，切实保障人民群众用药安全有效，国家药监局、市场监管总局、公安部、最高人民法院、最高人民检察院联合印发《药品行政执法与刑事司法衔接工作办法》（以下简称《办法》）。《办法》自2023年2月1日起施行。

《办法》的制定和发布，强化多部门联合查处大案要案，加强对药品行刑衔接工作规范和指导，优化行刑衔接流程，将更好地推进"两法两条例"、《刑法修正案（十一）》和"两高"《关于办理危害药品安全刑事案件适用法律若干问题的解释》的落地实施，严厉打击药品领域违法犯罪行为，切实维护人民群众生命安全和身体健康，有力助推药品安全专项整治工作取得实效。

《办法》共六章四十六条，重点在五个方面对行刑衔接工作进行了完善。

一是明确了药品监管部门、公安机关、人民检察院、人民法院等各部门的职责边界。增加药品监管部门移送案件的具体职责，明确公安机关案件受理审查、执法联动的职责，强调检察院对药品监管部门移送涉嫌犯罪案件活动和公安机关有关立案侦查活动履行监督责任，增加人民法院对财产刑和从业限制的判罚，提高法律震慑力。

二是完善了案件移送的条件、时限和移送监督，明确了公安机关、检察机关反向移送要求，对衔接工作流程、程序和时间、材料要求等方面作出更加具体的规定，增强可操作性。

三是规范了涉案物品检验、认定、移送、保管和处置程序。规定药监部门应当设立检验检测绿色通道，积极协助公安、司法机关提供涉嫌犯罪案件涉案物品的检验结论和认定意见。与新修订的危害药品安全"两高"司法解释相衔接，完善了涉案物品认定结论。明确了涉案物品移交、保管和处置程序，规定案件移送的同时移交涉案物品。对因客观条件所限或对保管、处置有特殊要求的涉案物品，公安机关可以与药品监管部门签订涉案物品委托保管协议，委托药品监管部门代为保管和处置。相关保管、处置等费用有困难的，由药品监管部门会同公安机关等部门报请本级人民政府解决。

四是强化了协作配合与督办。各部门应推动建立地区间、部门间药品案件查办联动机制，通报案件办理工作情况，建立双向案件咨询制度。明确了公安机关提前介入、加强执法联动的责任，药监部门在工作中发现明显涉嫌犯罪的线索，应当立即通报，同级公安机关应当及时进行审查，必要时进行调查核实。对药监部门查处、移送案件过程中，发现行为人可能存在逃匿或者转移、灭失、销毁证据等情形的，应当由公安机关协助采取紧急措施，必要时和药品监管部门协同加快移送进度，依法采取紧急措施予以处置。

五是加强信息共享和通报。强调各部门应通过行政执法与刑事司法衔接信息共享平台，逐步实现涉嫌犯罪案件网上移送、网上受理、网上监督。

《办法》还依据新修订的法律、法规和国务院文件，增加了行政拘留的衔接、行政处罚与刑事处罚的衔接、行纪衔接等条款，明确有关部门的分工与职责。

（二）推进《中药材生产质量管理规范》监督实施

中药材是中医药发展的物质基础，是中药产业和大健康产业的主要原料，保证源头中药材的质量至关重要。为推进中药材规范化生产，保证中药材质量，促进中药高质量发展，2022 年 3 月，国家药监局、农业农村部、国家林草局、国家中医药局联合印发新修订的《中药材生产质量管理规范》（以下简称中药材 GAP）。中药材 GAP，立足中医药特色和传承，兼顾中药材生产的现实情况和当前技术水平，坚持以高标准、严要求，突出风险管控理念，强调关键环节重点管理。中药材 GAP 明确要求中药材生产企业应当建立中药材质量追溯体系，保证从生产地块、种子种苗或其他繁殖材料、种植养殖、采收和产地加工、包装、储运到发运全过程关键环节可追溯，鼓励企业运用现代信息技术建设追溯体系。中药材 GAP 作为中药材规范化生产和管理的基本要求，是中药材生产企业规范化生产的技术指导原则、中药生产企业供应商质量审核的技术标准，也是药品监督管理部门延伸检查的重要技术依据，可成为中药材基地企业、中药企业、行业主管部门和地方人民政府更好地推进中药材资源可持续供给、发展中药材的抓手。

为有序推进新修订中药材 GAP 的监督实施，推动中药材规范化生产，从源头提升中药质量，促进中药传承创新和高质量发展，国家药监局 2023 年 5 月组建了中药材 GAP 专家工作组，研究发布《中药材 GAP 实施技术指导原则》《中药材 GAP 检查指南》，国家药监局决定开展中药材 GAP 监督实施示范建设工作，制定并出台《《中药材生产质量管理规范〉监督实施示范建设方案》，由安徽、广东、四川、甘肃省药品监管部门作为任务承担单位推进示范建设，其他省级药品监管部门可根据工作需要主动开展。通过优化中药材 GAP 相关延伸检查等服务措施，引导和鼓励中药生产企业自建、共建、联建或共享中药材种植养殖基地，稳定中药材供给，使用符合 GAP 要求的中药材，促进中药材规范化、产业化和适度规模化发展。

1. 中药材 GAP 专家工作组成立

5月4日，国家药监局成立中药材 GAP 专家工作组。第一期专家工作组由中药材种子种苗研究、种植 / 养殖、采收加工、质量控制和行政管理等领域 25 名专业人员组成。专家工作组组长为中国工程院院士黄璐琦。专家工作组办公室设在国家药监局核查中心。专家工作组将重点为推进中药材 GAP 监督实施，有序推进相关延伸检查、符合性检查，进一步强化中药材质量控制，推进中药材追溯体系建设等工作提供技术支持、决策建议，将为推进中药材 GAP 实施，促进中药材规范化发展，更好地发挥技术指导和支撑作用。

2. 开展 GAP 监督实施示范建设

6月8日，国家药监局印发《关于印发〈中药材生产质量管理规范〉监督实施示范建设方案的通知》，提出四点重要任务。

一是遴选重点企业和品种。结合本辖区中药发展和中药材生产实际，遴选重点中药生产企业使用 5-10 种符合 GAP 的中药材生产重点品种。

二是指导开展自评和报送。督促重点中药生产企业在《药品生产质量管理规范》体系下建立中药材 GAP 相关专业机构和人员团队，指导该企业根据中药材 GAP 及相关技术要求研究制定内部评估标准，对相应中药材是否符合 GAP 开展评估，形成自评报告，并主动向所在地省级药品监管部门报送。

三是开展延伸检查和公开结果。综合企业报送的资料，开展延伸检查，重点检查中药材 GAP 符合性，依法公开符合要求的检查结果。

四是规范 GAP 标识管理。参照《药品说明书和标签管理规定》《已上市中药变更事项及申报资料要求》及中药饮片包装标签管理规定等要求，指导中药生产企业自评符合 GAP 后可以按程序在中药标签中标示"药材符合 GAP 要求"，中成药应当是处方中的所有植物、动物来源药材均符合 GAP 后方可标示，并按相关程序进行标签变更。

3. 完善技术文件

6月26日，国家药监局食品药品审核查验中心发布《中药材 GAP 实施技术指导原则》（以下简称《指导原则》）和《中药材 GAP 检查指南》（以下简称《检查指南》），以促进中药材规范化发展，推进中药材 GAP 有序实施，强化中药材质量控制，从源头提升中药质量。

《指导原则》系统全面地展示了新版中药材 GAP 的修订背景、修订过程及相关问题的解答，以期为相关中药企业实施新版中药材 GAP 提供重要指导和帮助，同时也为药监部门的监管、专家学者的研究、科研院所的科研提供指引。

《检查指南》明确了中药材 GAP 审核检查标准和检查要点，为企业自检、专家或第三方审查提供参考。审核检查结果判定参照国家药品监督管理局发布的《药品生产现场检查风险评定指导原则》执行，缺陷分为"严重缺陷""主要缺陷""一般缺陷"，其风险等级依次降低。

4. 积极推进实施

8月25日，国家药监局药品监管司在甘肃兰州召开中药材 GAP 监督实施示范建设工作推进会。会议听取了安徽、广东、四川、甘肃等 4 省药监局示范工作进展，充分肯定了各地的创新做法和有效措施。

中药材 GAP 在促进中药传承创新和高质量发展中将发挥不可替代的作用，其推进实施将为中药生产提供质量更加稳定的原料药材，也将更好地推进中药材资源可持续供给，还将在助力乡村振兴和加快农业农村现代化建设中发挥积极作用。2023 年，有 13 家中药生产企业（12 个中药材品种种植基地的 17 个中药材品种）通过延伸检查（中药材 GAP 符合性检查）。截至 2024 年 6 月 30 日，已有 8 个省药监局公告中药材 GAP 延伸检查结果，20 家中药上市许可持有人或生产企业的 36 个品种可以使用 31 种符合 GAP 的中药材生产相关中药品种。

（三）药品安全巩固提升行动（中药）

1. 稳步推进实施

2023 年，国家药监局认真贯彻落实习近平总书记关于加强药品安全管理的重要指示精神和党中央、国务院决策部署，在 2022 年组织开展药品安全专项整治行动的基础上，开展药品安全巩固提升行动。按照药品安全巩固提升行动部署，结合中药监管实践，印发《进一步加强中药生产质量监管工作的通知》，加强中药生产环节质量监管，督促加强供应商审核，引导和推进中药材规范化发展，配合做好中药材市场监管；发布《关于加强药品上市许可持有人委托生产监督管理工作的公告》，强化和细化中药相关委托生产监管要求，全面强化落实中药监管责任和企业主体责任，着力打造更好的中药质量生态。

2023 年 6 月 20 日，国家药监局召开全国药监系统药品安全巩固提升行动动员部署会议，落实主题教育部署要求，对全系统开展药品安全巩固提升行动进行动员部署，进一步消除安全隐患，打击违法犯罪，提升监管能力，全方位筑牢药品安全底线。

9 月 27 日，药品安全巩固提升行动工作交流会议以线上线下结合方式召开。10 月 9 日，国家药监局召开药品安全巩固提升行动基层联系点交流会（第一场）。北京丰台、天津河西、河北邢台、山西晋中、内蒙古鄂尔多斯、辽宁沈阳、吉林四平、黑龙江哈尔滨南岗、上海浦东、江苏苏州等 10 市（区）药品监管部门交流工作经验。

12 月 26 日，国家药监局召开药品安全巩固提升行动基层联系点交流会（第三场）。重庆南岸区、四川南充、贵州盘州、云南腾冲、西藏日喀则、陕西旬阳、甘肃兰州、青海海南、宁夏石嘴山、新疆博尔塔拉、新疆生产建设兵团第七师胡杨河 11 市（州、区）市场监管部门交流工作经验。

2. 药品违法案件典型案例

2023 年以来，各级药品监督管理部门深入贯彻落实党中央、国务院关于加强药品安全的一系列决策部署，扎实推进药品安全巩固提升行动，持续加强药品安全监管工作，严厉打击药品领域违法犯罪行为，依法查处了一批重大案件，切实保障人民群众身体健康和用药安全。中药相关的典型案例如下。

（1）海南康卫医药有限公司违反药品经营质量管理规范案　2022年7月，海南省药品监督管理局根据其他部门线索通报，对海南康卫医药有限公司进行现场检查。经查，该公司存在虚开中药材采购发票和中药材中药饮片销售发票等违法行为，公司负责人未能履行相关管理职责，质量负责人为兼职并挂靠《执业药师注册证》。该公司违反了《药品经营质量管理规范》和《中华人民共和国药品管理法》第五十三条第一款规定。2023年9月，海南省药品监督管理局依据《中华人民共和国药品管理法》第一百二十六条规定，对该公司处以责令停业整顿1个月、罚款50万元的行政处罚，对法定代表人陈某某和责任人员鲁某某处以十年禁止从事药品生产经营等活动；依据《执业药师注册管理办法》第三十四条规定，作出撤销该公司质量负责人郭某《执业药师注册证》、三年内不予注册的处罚。

（2）重庆市万州区浩鸿药房违法购进药品案　2022年8月，重庆市万州区市场监督管理局对重庆市万州区浩鸿药房进行日常检查。经查，该药房未从药品上市许可持有人或者具有药品生产、经营资格的企业购进黄葵胶囊、松龄血脉康胶囊、脉血康胶囊等药品，产品货值金额14.37万元。该药房上述行为违反了《中华人民共和国药品管理法》第五十五条规定。2023年8月，重庆市万州区市场监督管理局依据《中华人民共和国药品管理法》第一百二十九条规定，对该药房处以没收违法所得14.37万元、罚款43.11万元的行政处罚。

（3）宜宾和康医院有限公司未经批准采购销售医疗机构制剂案　2023年8月，四川省宜宾市叙州区市场监督管理局根据投诉举报线索，对宜宾和康医院有限公司进行现场检查。经查，该公司未取得《医疗机构制剂调剂使用批件》从其他医疗机构采购并销售祛瘀活络搽剂、通痹活络丸、杜仲腰痹丸、甲牛壮骨丸等4种医疗机构制剂共 20240 瓶，销售金额 51.86 万元。该公司上述行为违反了《中华人民共和国药品管理法》第五十五条规定。2023 年 10 月，宜宾市叙州区市场监督管理局依据《中华人民共和国药品管理法》第一百二十九条规定，责令该公司改正上述违法行为，并处以没收违法药品、没收违法所得 51.86 万元、罚款 51.99 万元的行政处罚。

（4）杨荣茂中医综合诊所违法购进药品、使用劣药案　2022 年 10 月，山西省太原市市场监督管理局根据其他部门线索通报，对杨荣茂中医综合诊所进行现场检查。经查，该诊所存在未从药品上市许可持有人或者具有药品生产、经营资格的企业购进荆芥等中药饮片行为，产品货值金额 4510 元，违反了《中华人民共和国药品管理法》第五十五条规定；该诊所使用未注明产品批号和无任何标示标签的中药饮片，超过保质期的柴胡注射液和氯化钠注射液，外包装标示产品批号、生产日期和有效期信息的部位被撕毁缺失的小儿咳嗽糖浆，违反了《中华人民共和国药品管理法》第九十八条第三款第三项、第四项、第五项规定。2023 年 6 月，太原市市场监督管理局依据《中华人民共和国药品管理法》第一百一十七条、第一百一十九条和第一百二十九条规定，对该诊所处以警告、没收涉案药品、罚款 50 万元的行政处罚。

（5）王某某非法收购药品案　2023 年 3 月，北京市丰台区市场监督管理局根据公安机关移送线索对王某某药品经营场所进行现场检查。经查，当事人自 2020 年 8 月至 2021 年 3 月，采取现金交易、当场结算的形式在北京市丰台区周边从个人处收购通心络胶囊、松柏速效救心丸等 63 种药品。当事人上述行为违反了《药品流通监督管理办法》第二十二条规定。2023 年 6 月，北京市丰台区市场监督管理局依据《中华人民共和国药品管理法》第一百一十五条、《药品流通监督管理办法》第四十三条规定，对当事人处以没收涉案药品、罚款150万元的行政处罚。

药品安全巩固提升行动开展以来，全国药监系统认真落实习近平总书记"四个最严"重要要求，按照《药品安全巩固提升行动方案》部署，围绕"防范风险、查办案件、提升能力"积极开展行动，创新监管方式，突出工作重点，狠抓工作落实，完善监管机制，落实监管责任，取得重要的阶段性成果和实实在在的成效。

一是突出了安全责任落实，全面落实药品安全企业主体责任、部门监管责任和地方党委政府属地管理责任，广泛凝聚药品安全治理合力。

二是防控安全隐患，高风险产品、集采中选产品、药品网络销售、农村和城乡接合部等重点产品、重点环节、重点领域的监管得以强化，一些中药生产的风险隐患化解在萌芽状态，中药监管跑在了风险的前面。

三是严打一批违法犯罪，从严把握监管执法尺度，督办或者提级查办一批重大违法线索，对违法行为处罚到人要求。

四是强化了监管协同，健全完善跨区域跨层级的药品安全风险会商、线索移送、应急处置等工作机制，形成既互相联动、又相互约束的闭环监管机制。

五是进一步提升了药品监管能力，技术支撑能力建设得到加强，药物警戒体系更加完善，智慧监管和监管科学迅速发展，市县药品监管能力标准化规范化建设扎实推进。

六是进一步完善了药品监管各项长效机制，针对专项行动暴露出来的普遍性、规律性问题，进一步查漏洞、补短板、强弱项，监管制度化、科学化、规范化水平实现全面提升。

（四）中药饮片抽检情况

药品抽检作为药品上市后监管的重要手段之一，是实现风险管理、科学管理、监管前置的重要技术支撑。在打击违法违规、震慑不法企业、评价药品质量状况、提升行业标准、警示公众用药风险、助力科学监管等方面发挥着重要作用。

2023 年，为贯彻落实《中华人民共和国药品管理法》和《中华人民共和国疫苗管理法》，国家药监局根据《药品质量抽查检验管理办法》等有关要求，"四个最严"为根本遵循，紧紧围绕药品监管实际需求，聚焦重点任务，完善运行机制，创新监管方式，采取"分散抽样、集中检验、探索研究、综合评价"的抽检模式。统筹组织全国 31 个省（自治区、直辖市）和新疆生产建设兵团遵循分级抽样模式抽取样品；由中国食品药品检定研究院等 47 个承检机构负责检验样品，构建以问题为导向的药品质量研究评价体系，揭示可能存在的质量安全隐患，同时继续完善风险分级监管机制，对发现的问题随时报告、随时研判、随时处置。另外，通过优化药品抽检模式，探索精准监管、信用监管、智慧监管；部署各省局结合投诉举报、网络监测等探索开展网络抽检，探寻线下线上不同来源药品是否存在质量差异；持续增强中药材质量监测力度等监管策略，进一步提升抽检服务监管的效能。

2023 年国家药品抽检共完成 132 个品种 18762 批次制剂产品与中药饮片的抽检任务，样品来源涉及 1114 家药品生产、2528 家经营企业和 511 家使用单位。对检出的 136 批次不符合规定产品，国家药监局组织各省（自治区、直辖市）和新疆生产建设兵团药品监管部门，及时采取相应的风险控制措施，通过科学分析研判，确定风险点，对涉事企业和单位依法进行查处，对个别企业存在违法违规生产、质量管理水平较低、药品质量保障体系存在缺陷等问题，依风险等级不同分别开展了有因检查、风险提示、督促整改等相应的监管措施。通过对不合格产品查控和信息公开、对风险线索核查处置，对药品从业主体形成了强烈震慑，使其强化了药品全生命周期和全过程质量控制的意识。

（五）中药饮片专项抽检及中药材质量检测情况

2023 年，国家药监局继续组织开展中药饮片专项抽检。全年共抽检 9 个中药饮片品种 2158 批次（其中配方颗粒 234 批，饮片 1924 批），重点针对可能存在的染色、增重、掺伪或掺假、不规范种植等质量问题，开展检验和探索性研究。经检验，符合规定 2095 批次，不符合规定 63 批次，批次不合格率 2.9%（图 2-1）。

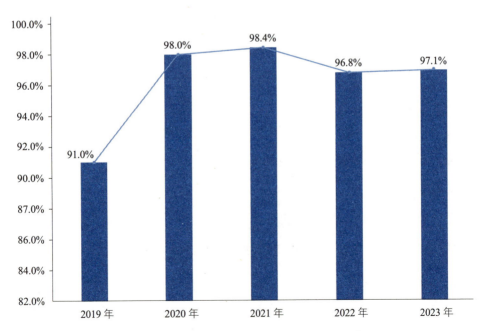

图 2-1　2019-2023 年中药饮片抽检合格率情况

不符合规定项目主要涉及性状（4批次）、薄层色谱鉴别（3批次）、微生物限度（1批次）、含量测定（17批次）、指纹图谱（1批次）、总灰分（9批次）、水分（37批次）、酸不溶性灰分（1批次）等方面，分别占全部不符合规定项目的5.5%、4.0%、1.4%、23.3%、1.4%、12.3%、50.7%、1.4%（图2-2）。

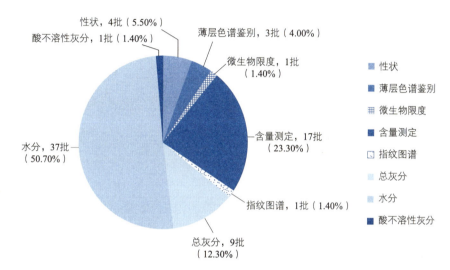

图2-2 2023年中药饮片专项抽检不符合规定项目分布图
某些不符合规定产品涉及多个不符合规定项目

同时，为贯彻落实《中华人民共和国中医药法》有关要求，国家药监局继续组织开展中药材质量监测，组织对部分药品生产企业、药材市场集散地或种植集中区的中药材质量进行监测。2023年中药材质量监测，共监测9个品种251批次样品，其中，药品生产企业224批次，市场集散地或种植集中区27批次。所有样品按照不同品种特点，针对相应项目进行了研究性检验，主要针对掺杂掺伪、加工炮制规范、农药残留等问题开展。

2023年中药饮片专项抽检及中药材质量监测发现的主要问题有：一是混伪品掺伪问题，如硼砂蚕掺伪僵蚕（炒僵蚕）、理枣仁掺伪酸枣仁；二是非法染色问题，如炒酸枣仁检出胭脂红；三是外源性有害物质残留超限问题，部分饮片存在真菌毒素残留、农药残留、重金属及有害元素超标等隐患，如部分批次麸炒薏苡仁黄曲霉毒素及玉米赤霉烯酮超标、部分批次炒酸枣仁及炒酸枣仁配方颗粒黄曲霉毒素 B1 超标、部分批次地骨皮检出禁用农药氟虫氰、部分批次地骨皮重金属超出通则限量规定、部分批次丹参及丹参配方颗粒、甘草及甘草配方颗粒检出植物生长调节剂等；四是采收加工与加工炮制不规范问题，如酸枣仁、女贞子等存在抢青采收导致质量下降，地骨皮产地加工泥沙清洗不完全，防己存在产地趁鲜加工现象。2023 年中药饮片专项抽检结果见图 2-3。

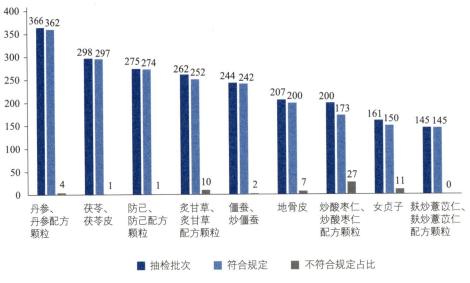

图 2-3　2023 年中药饮片专项抽检结果

抽检及监测结果显示，我国中药饮片总体质量状况良好。但中药饮片全产业链参与者应进一步提高质量意识和责任意识，中药饮片生产企业应提升全程质量控制意识，首先加强药材溯源、供应商资质审核管理，重点关注原料掺伪、有害物质残留等问题，做好原料管控，其次生产前做好工艺验证，生产中严格遵照炮制规范要求执行，第三把好检测及贮存环节管理关口，保证饮片质量的真实稳定；药品行政管理部门应督促药品上市许可持有人严格控制工艺规程与购进药材质量，继续强化中药材及饮片的市场监测。

2023年，中药材、中药饮片各省（区、市）抽检情况显示，共抽检33705批次，不合格526批次，不合格率1.56%。

（六）中成药抽检情况

2023年国家药品抽检结果显示，共抽检中成药43个品种5584批次，经检验，符合规定5555批次，不符合规定29批次，合格率为99.48%。近5年国家药品抽检结果表明，中成药质量自2019年起合格率均保持在99%以上（图2-4）。

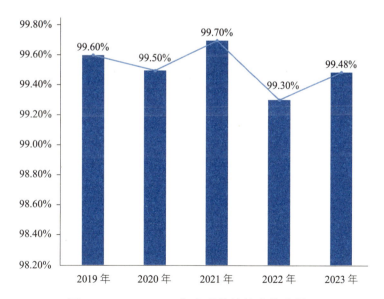

图2-4 2019-2023年中成药抽检合格率情况

抽检涉及11个剂型，在生产、经营、使用、互联网环节各抽取样品841、4619、48、76批次。经检验，符合规定5555批次，不符合规定 29 批次，均在经营环节检出，对应环节全部样品的 0.6%（图 2-5）。

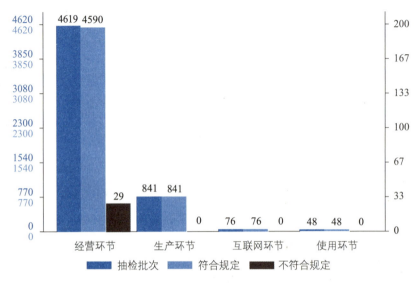

图 2-5　2023 年中成药各抽样环节检验信息示意图

不符合规定项目主要涉及鉴别和检查，不符合规定产品数量依次为 10 和 19 批次，分别占全部不符合规定项目的 34.5% 和 65.5%（图 2-6）。

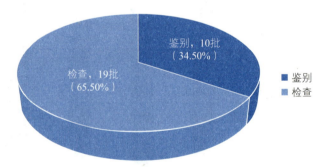

图 2-6　2022 年中成药不符合规定项目分布图
某些不符合规定产品涉及多个不符合规定项目

2023 年国家药品抽检中成药涉及 11 个剂型，共有 4 个剂型存在不符合规定产品，其中片剂（16 批次）、丸剂（7 批次）、贴膏剂

（4 批次）和糖浆剂（2 批次），分别占对应剂型全部样品的 1.2%、0.5%、2.4% 和 0.7%（图 2-7）。

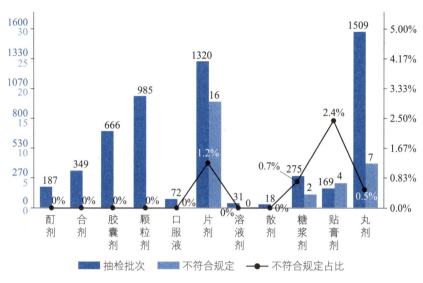

图 2-7 中成药各剂型检验信息示意图

抽检结果提示，药品生产企业应强化主体责任意识，严把原药材质量关，从源头把控药材质量，严格投料药材入厂检验，加强内部质量控制和生产管理水平，优化生产关键质量参数控制；经营企业应完善药品运输、储存过程管理。

2023 年，中成药各省（区、市）抽检情况显示，共抽检 73693 批次，不合格 198 批次，不合格率 0.27%。

（七）中药不良反应监测情况

药品不良反应监测是药品上市后安全监管的重要支撑，其目的是及时发现和控制药品安全风险。经过各方努力，持有人、经营企业、医疗机构报告药品不良反应的积极性已经逐步提高，我国药品不良反应报告数量稳步增长，严重药品不良反应 / 事件报告比例是衡量报告总体质量和可利用性的重要指标之一，药品不良反应监测评价工作一直将收集和评价新的和严重药品不良反应作为重点内容。新的和严重药品不良反应报告，尤其是严重药品不良反应报告数量多了，并非说明药品安全水平下降，而是意味着监管部门掌握的信息越来越全面，对药品的风险更了解，风险更可控，对药品的评价更加有依据，监管决策更加准确。同样，在医疗实践中，能及时了解药品不良反应发生的表现、程度，并最大限度地加以避免，也是保证患者用药安全的重要措施。

2023 年，药品不良反应 / 事件报告涉及怀疑药品 262.7 万例次，按怀疑药品类别统计，中药占 12.6%；2023 年，严重不良反应 / 事件报告涉及怀疑药品 47.9 万例次，其中中药占 5.4%（图 2-8）。

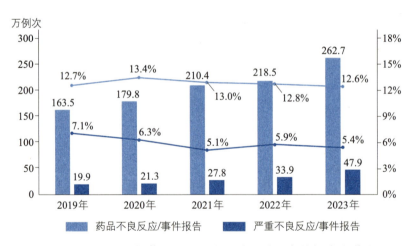

图 2-8　2019-2023 年药品（严重）不良反应 / 事件报告中药占比

2023 年中药不良反应 / 事件报告中，男女患者比为 0.8∶1。14 岁以下儿童患者占 6.4%，65 岁及以上老年患者占 31.0%。

2023 年药品不良反应 / 事件报告涉及的中药中，例次数排名前 5 位的类别分别是理血剂中活血化瘀药（20.3%）、清热剂中清热解毒药（13.0%）、祛湿剂中清热除湿药（7.0%）、祛湿剂中祛风胜湿药

（4.3%）、补益剂中益气养阴药（3.9%）。

2023 年中药严重不良反应 / 事件报告的例次数排名前 5 位的类别分别是理血剂中活血化瘀药（31.2%）、清热剂中清热解毒药（11.5%）、补益剂中益气养阴药（8.3%）、开窍剂中凉开药（7.1%）、祛湿剂中清热除湿药（4.6%）（图 2-9）。

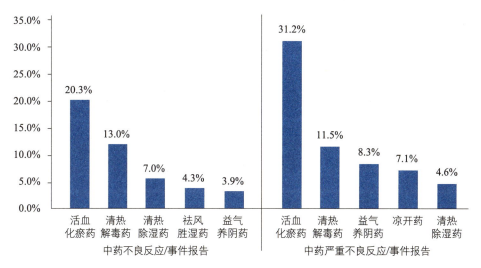

**图 2-9　2023 年中药（严重）不良反应 / 事件报告
例次数前 5 位的类别及占比**

2023 年中药不良反应 / 事件报告按照给药剂型统计，注射剂占 25.9%、口服制剂占 60.6%。

与 2022 年相比，2023 年中药不良反应 / 事件报告数增长率为 17.5%，严重不良反应 / 事件报告占比为 7.6%，低于总体药品不良反应 / 事件报告中严重的不良反应 / 事件报告占比。从药品类别上看，活血化瘀药的报告数量依然居首位，但占比略有下降。从总体情况看，2023 年中药占总体不良反应 / 事件报告比例呈下降趋势，但仍需要注意安全用药。

2023 年全国药品不良反应监测网络收到国家基本药物中成药不

良反应 / 事件报告 14.4 万例次，其中严重不良反应 / 事件报告 11504 例次，占 8.0%。2023 年国家基本药物 7 大类中成药中，药品不良反应 / 事件报告总数由多到少依次为内科用药、骨伤科用药、妇科用药、外科用药、耳鼻喉科用药、儿科用药、眼科用药。监测数据表明，2023 年国家基本药物监测总体情况基本保持平稳。

三、中药药品标准管理

（一）2020 年版《中国药典》收载中药标准情况

2020 年版《中国药典》一部中药部分收载中药标准 2711 个。其中，新增中成药 116 种、中药材 1 种，修订 452 种（表 3-1），基本涵盖我国常用中药材和重要中成药品种。

表 3-1　2020 年版《中国药典》中药标准修订总体情况

类别	2015年版	2020年版	新增	删除
中药材及饮片	618	616	1	3
中成药	1493	1607	116	1
中药提取物及油脂	47	47	0	0
总条目数	2158	2270	117	4
合计（药材与饮片分列）	2598	2711	117	4

（二）编制 2025 年版《中国药典》一部

2022 年 9 月 23 日，第十二届药典委员会成立，由 454 名委员组成，设执行委员会和 29 个专业委员会。2025 年版《中国药典》编制工作全面启动。

2023 年，按照《2025 年版中国药典编制大纲》的任务要求，完成 2025 年版《中国药典》编制工作。完成 2020 年版《中国药典》第一增补本中药部分出版工作。第一增补本增修订中药品种 102 个，包括新增品种（中成药）8 个，修订或修正品种 94 个（中药材及饮片

27 个，中药提取物及油脂 3 个，中成药 64 个）。

在 2023 年度国家药品标准制修订项目中立项"高风险重金属及有害元素残留药材及饮片风险评估"课题，由中国食品药品检定研究院牵头，国家食品安全风险评估中心等 8 家单位共同参与，对有高残留可能性的部分样品进行筛查，开展风险评估，探讨制定合理限度标准。

（三）中药饮片炮制规范

2019 年，中共中央、国务院印发《关于促进中医药传承创新发展的意见》，大力推动中药质量提升和产业高质量发展，明确提出"健全中药饮片标准体系，制定实施全国中药饮片炮制规范"。国家药监局为进一步规范中药饮片炮制，健全中药饮片标准体系，促进中药饮片质量提升，组织国家药典委员会制定了《国家中药饮片炮制规范》，于 2022 年 12 月 21 日发布。

《国家中药饮片炮制规范》属于中药饮片的国家药品标准，自实施之日起，生产《国家中药饮片炮制规范》收载的中药饮片品种应当符合《中国药典》和《国家中药饮片炮制规范》的要求。

《国家中药饮片炮制规范》收载项目主要包括来源、【炮制】【性状】【贮藏】项，收载的中药饮片品种，其来源、【炮制】【性状】【贮藏】项执行《国家中药饮片炮制规范》相应规定，质量控制的其他要求按照《中国药典》相同品种的相应规定执行。

国家药品监督管理局组织国家药典委加快推进《国家中药饮片炮制规范》编制工作，分批发布实施并不断完善收载项目。截至 2023 年 12 月，共颁布 61 个品种（表 3-2）。

表 3-2 批准颁布的国家中药饮片炮制规范

序号	品种名称	标准编号	实施日期
1	女贞子	YBZ-PG-0006A-2022	2023 年 12 月 30 日
2	五味子	YBZ-PG-0008A-2022	2023 年 12 月 30 日
3	车前子	YBZ-PG-0009A-2022	2023 年 12 月 30 日
4	牛蒡子	YBZ-PG-0010A-2022	2023 年 12 月 30 日
5	石榴皮	YBZ-PG-0013A-2022	2023 年 12 月 30 日
6	石榴皮炭	YBZ-PG-0013B-2022	2023 年 12 月 30 日
7	决明子	YBZ-PG-0022A-2022	2023 年 12 月 30 日
8	牡蛎	YBZ-PG-0028A-2022	2023 年 12 月 30 日
9	煅牡蛎	YBZ-PG-0028B-2022	2023 年 12 月 30 日
10	青皮	YBZ-PG-0031A-2022	2023 年 12 月 30 日
11	青葙子	YBZ-PG-0032A-2022	2023 年 12 月 30 日
12	胡芦巴	YBZ-PG-0037A-2022	2023 年 12 月 30 日
13	南五味子	YBZ-PG-0038A-2022	2023 年 12 月 30 日
14	醋南五味子	YBZ-PG-0038B-2022	2023 年 12 月 30 日
15	栀子	YBZ-PG-0039A-2022	2023 年 12 月 30 日
16	炒栀子	YBZ-PG-0039B-2022	2023 年 12 月 30 日
17	砂仁	YBZ-PG-0040A-2022	2023 年 12 月 30 日
18	牵牛子	YBZ-PG-0041A-2022	2023 年 12 月 30 日
19	莱菔子	YBZ-PG-0042A-2022	2023 年 12 月 30 日
20	菟丝子	YBZ-PG-0048A-2022	2023 年 12 月 30 日
21	槐花	YBZ-PG-0051A-2022	2023 年 12 月 30 日
22	炒槐花	YBZ-PG-0051B-2022	2023 年 12 月 30 日
23	白芍	YBZ-PG-0015A-2022	2024 年 1 月 17 日

续表

序号	品种名称	标准编号	实施日期
24	炒白芍	YBZ-PG-0015B-2022	2024 年 1 月 17 日
25	酒白芍	YBZ-PG-0015C-2022	2024 年 1 月 17 日
26	白鲜皮	YBZ-PG-0016A-2022	2024 年 1 月 17 日
27	地榆	YBZ-PG-0019A-2022	2024 年 1 月 17 日
28	黄柏	YBZ-PG-0047A-2022	2024 年 1 月 17 日
29	盐黄柏	YBZ-PG-0047B-2022	2024 年 1 月 17 日
30	淡竹叶	YBZ-PG-0049A-2022	2024 年 1 月 17 日
31	蒲公英	YBZ-PG-0050A-2022	2024 年 1 月 17 日
32	磁石	YBZ-PG-0052A-2022	2024 年 1 月 17 日
33	煅磁石	YBZ-PG-0052B-2022	2024 年 1 月 17 日
34	丁香	YBZ-PG-0001A-2022	2024 年 2 月 3 日
35	九香虫	YBZ-PG-0002A-2022	2024 年 2 月 3 日
36	山楂	YBZ-PG-0005A-2022	2024 年 2 月 3 日
37	三七粉	YBZ-PG-0003A-2022	2024 年 2 月 3 日
38	大蓟	YBZ-PG-0004A-2022	2024 年 2 月 3 日
39	生石膏	YBZ-PG-0014A-2022	2024 年 2 月 3 日
40	自然铜	YBZ-PG-0021A-2022	2024 年 2 月 3 日
41	煅自然铜	YBZ-PG-0021B-2022	2024 年 2 月 3 日
42	侧柏叶	YBZ-PG-0034A-2022	2024 年 2 月 3 日
43	侧柏炭	YBZ-PG-0034B-2022	2024 年 2 月 3 日
44	生草乌	YBZ-PG-0036A-2022	2024 年 2 月 3 日
45	天花粉	YBZ-PG-0007A-2022	2024 年 2 月 17 日
46	玉竹	YBZ-PG-0012A-2022	2024 年 2 月 17 日
47	瓜蒌皮	YBZ-PG-0017A-2022	2024 年 2 月 17 日

序号	品种名称	标准编号	实施日期
48	关黄柏	YBZ-PG-0023A-2022	2024 年 2 月 17 日
49	盐关黄柏	YBZ-PG-0023B-2022	2024 年 2 月 17 日
50	关黄柏炭	YBZ-PG-0023C-2022	2024 年 2 月 17 日
51	防己	YBZ-PG-0024A-2022	2024 年 2 月 17 日
52	防风	YBZ-PG-0025A-2022	2024 年 2 月 17 日
53	皂角刺	YBZ-PG-0029A-2022	2024 年 2 月 17 日
54	青礞石	YBZ-PG-0033A-2022	2024 年 2 月 17 日
55	煅青礞石	YBZ-PG-0033B-2022	2024 年 2 月 17 日
56	泽泻	YBZ-PG-0035A-2022	2024 年 2 月 17 日
57	盐泽泻	YBZ-PG-0035B-2022	2024 年 2 月 17 日
58	射干	YBZ-PG-0043A-2022	2024 年 2 月 17 日
59	浙贝母	YBZ-PG-0044A-2022	2024 年 2 月 17 日
60	桑白皮	YBZ-PG-0045A-2022	2024 年 2 月 17 日
61	蜜桑白皮	YBZ-PG-0045B-2022	2024 年 2 月 17 日

此外，国家药监局加强对省级中药饮片炮制规范的备案管理，指导省局严格依法规范研究和修订省级中药饮片炮制规范。为规范省级中药饮片炮制规范的修订工作，增强中药饮片质量的可控性，统一提高各省制修订饮片炮制规范技术要求，国家药监局发布了《省级中药饮片炮制规范修订的技术指导原则》《关于省级中药饮片炮制规范备案程序及要求的通知》等，要求各地在修订省级饮片炮制规范工作中，坚持中医药理论指导、坚持依法规范修订、坚持继承和保护地方特色、坚持研究的科学性和严谨性、坚持创新和发展等原则。强化省级中药饮片炮制规范监督实施，完善按照省级中药饮片炮制规范生产中药饮片的生产、流通、使用管理等规定，对不符合要求的品种责令

省局撤销或补充完善备案资料。

（四）中成药（含民族药）标准提高

部分中成药标准长时间未修订，存在检测方法落后、专属性不强等问题。国家药典委员会通过国家药品标准提高课题，加强中成药专属性鉴别，加强中成药能表征其有效性检测技术的研究，稳步提升中成药标准水平，不断完善中成药标准体系。截至 2023 年 12 月，中药药典标准共 2719 个，局颁标准 13140 个。

民族药是我国传统医药的重要组成部分，针对民族药标准现状，国家药监局组织研究建立多基原民族药材品种整理与质量评价模式，打造药品检验体系民族药质控研究技术平台，加快提高和完善民族药质量标准建设。

2023 年 7 月 11 日，藏药发展座谈会暨五省区藏药标准协调委员会第六次会议于西藏自治区山南市召开，审议通过了《95 部颁藏药标准修订指导原则（试行）》及 2023 年申报藏药标准品种目录。为进一步推动《95 部颁藏药标准》修订工作，2023 年 10 月 24 日至 27 日，五省区藏药标准专家委员会第四次工作会议暨专家审评会在四川省成都市召开，审议了 23 个藏药材及 7 个藏药制剂品种的医学及药学内容。

（五）中药配方颗粒国家药品标准

国家药监局在前期工作的基础上，组织国家药典委员会按照《中药配方颗粒质量控制与标准制定技术要求》和国家药品标准制定相关程序，开展中药配方颗粒国家药品标准制定工作。经过标准研究起草、生产验证、标准复核、专业委员会审评、公开征求意见、审核等，2023 年 2 月批准颁布了第四批（48 个）、8 月批准颁布第五批（25

个），截至 2023 年底，共公布了 296 个品种。2023 年批准颁布的中药配方颗粒国家标准见表 3-3。

表 3-3　2023 年批准颁布的中药配方颗粒国家标准

序号	配方颗粒名称	标准编号	实施日期
1	炒槐花（槐花）配方颗粒	YBZ-PFKL-2022001	2023 年 6 月 30 日
2	矮地茶配方颗粒	YBZ-PFKL-2022006	2023 年 6 月 30 日
3	北沙参配方颗粒	YBZ-PFKL-2022008	2023 年 6 月 30 日
4	萹蓄配方颗粒	YBZ-PFKL-2022009	2023 年 6 月 30 日
5	槟榔配方颗粒	YBZ-PFKL-2022010	2023 年 6 月 30 日
6	侧柏炭配方颗粒	YBZ-PFKL-2022011	2023 年 6 月 30 日
7	炒槟榔配方颗粒	YBZ-PFKL-2022012	2023 年 6 月 30 日
8	炒山楂（山里红）配方颗粒	YBZ-PFKL-2022013	2023 年 6 月 30 日
9	赤芍（川赤芍）配方颗粒	YBZ-PFKL-2022014	2023 年 6 月 30 日
10	赤小豆（赤小豆）配方颗粒	YBZ-PFKL-2022015	2023 年 6 月 30 日
11	穿心莲配方颗粒	YBZ-PFKL-2022016	2023 年 6 月 30 日
12	刺五加配方颗粒	YBZ-PFKL-2022017	2023 年 6 月 30 日
13	大黄（掌叶大黄）配方颗粒	YBZ-PFKL-2022018	2023 年 6 月 30 日
14	藁本（辽藁本）配方颗粒	YBZ-PFKL-2022020	2023 年 6 月 30 日
15	瓜蒌子（栝楼）配方颗粒	YBZ-PFKL-2022021	2023 年 6 月 30 日
16	红花配方颗粒	YBZ-PFKL-2022022	2023 年 6 月 30 日
17	红景天配方颗粒	YBZ-PFKL-2022023	2023 年 6 月 30 日
18	胡黄连配方颗粒标准	YBZ-PFKL-2022024	2023 年 6 月 30 日
19	化橘红（柚）配方颗粒标准	YBZ-PFKL-2022025	2023 年 6 月 30 日
20	积雪草配方颗粒	YBZ-PFKL-2022026	2023 年 6 月 30 日
21	焦槟榔配方颗粒	YBZ-PFKL-2022027	2023 年 6 月 30 日
22	金樱子肉配方颗粒	YBZ-PFKL-2022028	2023 年 6 月 30 日
23	锦灯笼配方颗粒	YBZ-PFKL-2022029	2023 年 6 月 30 日

续表

序号	配方颗粒名称	标准编号	实施日期
24	酒川牛膝配方颗粒	YBZ-PFKL-2022030	2023 年 6 月 30 日
25	酒大黄（掌叶大黄）配方颗粒	YBZ-PFKL-2022031	2023 年 6 月 30 日
26	酒黄连（黄连）配方颗粒	YBZ-PFKL-2022032	2023 年 6 月 30 日
27	橘红配方颗粒标准	YBZ-PFKL-2022033	2023 年 6 月 30 日
28	两面针配方颗粒	YBZ-PFKL-2022034	2023 年 6 月 30 日
29	鹿衔草（鹿蹄草）配方颗粒	YBZ-PFKL-2022035	2023 年 6 月 30 日
30	罗汉果配方颗粒	YBZ-PFKL-2022036	2023 年 6 月 30 日
31	麦冬（川麦冬）配方颗粒	YBZ-PFKL-2022037	2023 年 6 月 30 日
32	麦冬（浙麦冬）配方颗粒	YBZ-PFKL-2022038	2023 年 6 月 30 日
33	密蒙花配方颗粒标准	YBZ-PFKL-2022039	2023 年 6 月 30 日
34	木棉花配方颗粒标准	YBZ-PFKL-2022040	2023 年 6 月 30 日
35	木贼配方颗粒	YBZ-PFKL-2022041	2023 年 6 月 30 日
36	青葙子配方颗粒	YBZ-PFKL-2022042	2023 年 6 月 30 日
37	沙苑子配方颗粒	YBZ-PFKL-2022043	2023 年 6 月 30 日
38	山豆根配方颗粒	YBZ-PFKL-2022044	2023 年 6 月 30 日
39	石榴皮配方颗粒	YBZ-PFKL-2022045	2023 年 6 月 30 日
40	太子参配方颗粒	YBZ-PFKL-2022046	2023 年 6 月 30 日
41	小蓟配方颗粒标准	YBZ-PFKL-2022047	2023 年 6 月 30 日
42	小蓟炭配方颗粒	YBZ-PFKL-2022048	2023 年 6 月 30 日
43	辛夷（望春花）配方颗粒	YBZ-PFKL-2022049	2023 年 6 月 30 日
44	盐沙苑子配方颗粒	YBZ-PFKL-2022050	2023 年 6 月 30 日
45	盐泽泻（东方泽泻）配方颗粒	YBZ-PFKL-2022051	2023 年 6 月 30 日
46	浙贝母配方颗粒	YBZ-PFKL-2022053	2023 年 6 月 30 日
47	炙黄芪（蒙古黄芪）配方颗粒	YBZ-PFKL-2022054	2023 年 6 月 30 日
48	紫苏梗配方颗粒标准	YBZ-PFKL-2022055	2023 年 6 月 30 日
49	布渣叶配方颗粒	YBZ-PFKL-2023001	2024 年 1 月 21 日

序号	配方颗粒名称	标准编号	实施日期
50	五味子配方颗粒	YBZ-PFKL-2023002	2024 年 1 月 20 日
51	醋五味子配方颗粒	YBZ-PFKL-2023003	2024 年 1 月 20 日
52	南五味子配方颗粒	YBZ-PFKL-2023004	2024 年 1 月 20 日
53	醋南五味子配方颗粒	YBZ-PFKL-2023005	2024 年 1 月 27 日
54	大蓟配方颗粒	YBZ-PFKL-2023006	2024 年 1 月 21 日
55	姜黄配方颗粒	YBZ-PFKL-2023008	2024 年 1 月 21 日
56	筋骨草配方颗粒	YBZ-PFKL-2023009	2024 年 1 月 21 日
57	酒白芍配方颗粒	YBZ-PFKL-2023010	2024 年 1 月 21 日
58	酒续断配方颗粒	YBZ-PFKL-2023011	2024 年 1 月 20 日
59	龙胆（坚龙胆）配方颗粒	YBZ-PFKL-2023012	2024 年 1 月 21 日
60	龙脷叶配方颗粒	YBZ-PFKL-2023013	2024 年 1 月 20 日
61	玫瑰花配方颗粒	YBZ-PFKL-2023014	2024 年 1 月 21 日
62	青蒿配方颗粒	YBZ-PFKL-2023015	2024 年 1 月 21 日
63	山银花（灰毡毛忍冬）配方颗粒	YBZ-PFKL-2023016	2024 年 1 月 21 日
64	石韦（有柄石韦）配方颗粒	YBZ-PFKL-2023017	2024 年 1 月 21 日
65	熟大黄（掌叶大黄）配方颗粒	YBZ-PFKL-2023018	2024 年 1 月 20 日
66	燀桃仁（桃）配方颗粒（修订）	YBZ-PFKL-2021015-2023	2023 年 10 月 18 日
67	赤芍（芍药）配方颗粒（修订）	YBZ-PFKL-2021026-2023	2023 年 10 月 18 日
68	杜仲配方颗粒（修订）	YBZ-PFKL-2021040-2023	2023 年 10 月 28 日
69	山楂(山里红)配方颗粒（修订）	YBZ-PFKL-2021111-2023	2023 年 10 月 18 日
70	远志（远志）配方颗粒（修订）	YBZ-PFKL-2021146-2023	2023 年 10 月 28 日
71	泽泻（泽泻）配方颗粒（修订）	YBZ-PFKL-2021148-2023	2023 年 10 月 18 日
72	苍术(北苍术)配方颗粒（修订）	YBZ-PFKL-2021162-2023	2023 年 10 月 3 日
73	炮姜配方颗粒（修订）	YBZ-PFKL-2021182-2023	2023 年 10 月 28 日

四、中药监管科学

2023 年药品监管科技工作成效显著。药品监管科学重点实验室纳入国家战略科技体系，药品监管科技项目全面开展并纳入国家科技规划，科技人才队伍全面加强，药品监管科技能力和水平全面提升；全面强化监管科学体系建设，全方位推进监管科学国际协调，深入推进中药监管科学研究，监管科学系统化建设全面实施；中国药品监管科学行动计划第二批重点项目全部完成，一批成果填补了国内空白，药品监管科研能力和水平不断提高，药品监管科技成果对监管形成有力支撑；药品检验检测能力验证工作有序开展，检验检测能力稳步提升；药品和医疗器械信用档案基本建成，社会信用体系建设进一步加强。

（一）持续加强中药监管科学研究

随着中药审评审批制度改革不断向纵深推进，中药产业创新飞速发展，我国中药监管体系和监管能力存在的短板问题日益凸显。中药监管在监管立法、决策和能力方面面临新理论、新技术、新方法、新模式的挑战。新药研制环节，开始采用最新的合成生物学、系统生物学、AI+、纳米药物等创新技术；生产环节，涉及智能制造、过程控制和自动化等；流通环节，已采用区块链技术助力药品追溯的实践案例。中药研发、生产、流通、使用过程融合了各种科学技术，先进科学技术在中药领域的发展和应用，必然导致许多中药创新产品的涌现和前所未有的监管挑战。面对飞速发展的医药科技变革和艰巨繁重的中药监管任务需求，需要主动探索采取变革性措施，推动加速开展中药监管科学研究。

2023 年 1 月，国家药监局印发的《关于进一步加强中药科学监管促进中药传承创新发展的若干措施》，将大力发展中药监管科学作为促进中药传承创新发展的重要保障措施，全方位部署中药监管科学创新。

一是研究制定中药监管科学发展战略和关键路径，积极筹建药品监管科学全国重点实验室，依托国家药监局药品监管科学基地、重点实验室和重点项目实施，推动研究用于中药评价的新工具、新方法和新标准，并建立促进其用于中药监管的转化认定程序。

二是建立完善具有中国特色的中药监管科学体系，解决中药监管基础性、关键性、前沿性和战略性技术问题。

三是重视监管科学人才队伍培养。加强与高水平研究机构、高等院校以及行业学会、研究会等合作，构建中药监管人才培养课程体系，分类别开展监管能力和实务培训，培养一支适应中药高质量发展的监管队伍。

四是加强中药监管基础数据建设，开展数据科学研究，从技术标准、质量追溯、过程监控、风险监测等方面，推动构建以数据为核心的中药智慧监管模式。

2023 年 7 月，国家药监局印发《全面强化药品监管科学体系建设实施方案》(以下简称《实施方案》)，旨在强化新时期监管科学体系战略性、前瞻性、系统性布局和建设，标志着我国药品监管科学研究和科学体系建设进入新的发展阶段。

《实施方案》以药品监管科学全国重点实验室建设为"重中之重"，带动提升国家药监局监管科学研究基地、国家药监局重点实验室、省市级药品检验检测机构等监管科学条件平台建设水平，培育和强化药品监管领域战略科技力量。完善监管科学技术创新体系、成果转化体系、监管科学学科体系、国际协调体系等监管科学服务保障体系，加速监管科学成果转化与应用。

根据《实施方案》的部署，在中药监管科学方面有四项重点任务。

一是创新中药监管科学中西医融合研究新模式，重点发展中药监管科学多学科理论和方法，组织开展符合中药特点的有效性、安全性、质量及风险获益评价技术研究，为建立符合中医药特点的中药审评审批体系提供技术支撑。

二是探索建立从中医动物模型、生物标志物到优化的临床试验的中药监管新工具、新标准、新方法，开展基于真实世界证据的具有人用经验中药的风险获益评价新方法、人工智能与中药科学监管、中医治未病的监管科学与审评决策研究。

三是建立人用经验收集与整理的方法和工具，研究符合中医药特点的用于紧张型头痛、小儿便秘、糖尿病视网膜病变等适应症的临床疗效评价新方法，进一步完善中医药理论、人用经验和临床试验相结合的中药注册审评证据体系。

四是组织开展符合中药特点的药学评价技术体系，持续推进中药质量控制技术研究，突破中药复杂体系质量的高级表征和系统控制技术瓶颈。

（二）持续推进中国药品监管科学行动计划第二批中药重点项目实施

按照《国务院办公厅关于全面加强药品监管能力建设的实施意见》（国办发〔2021〕16号）的部署，加快推动中国药品监管科学行动计划实施，国家药监局在全面总结中国药品监管科学行动计划首批重点项目实施情况的基础上，于 2021 年 6 月 24 日印发《关于实施中国药品监管科学行动计划第二批重点项目的通知》（国药监科外〔2021〕37 号），确定并发布了中国药品监管科学行动计划第二批 10 个重点项目。其中，单独设置中药项目"中药有效性安全性评价及全过程质量控制研究"，另外在"真实世界数据支持中药、罕见病治疗药物、创新和临床急需医疗器械评价方法研究""药品、医疗器械警戒技术和方法研究" 2 个项目中也将中药作为重要的研究内容。

1."中药有效性安全性评价及全过程质量控制研究"项目

围绕加快推进中医药理论、人用经验、临床试验三结合审评证据体系的构建以及中药注册分类的实施，开展中药疗效评价，中药安全性（毒性）数据库构建，中药材、中药饮片、制剂生产等全过程质量控制方法，以及中药材、中药饮片评价方法与质量标准研究，开发符合中药特点的审评审批新工具、新标准、新方法。

2."真实世界数据支持中药、罕见病治疗药物、创新和临床急需医疗器械评价方法研究"项目

以鼓励创新、提高临床评价质量和效率、拓展临床证据来源为目的，围绕应用于中药审评的真实世界证据技术评价要求，研究符合中国国情的真实世界数据收集、质量评价、处理和分析标准，形成真实世界证据支持监管决策的评价新工具、新标准、新方法。

3."药品、医疗器械警戒技术和方法研究"项目

围绕上市后中药不良反应监测关键技术，加强信号识别与预警、验证及风险评估、自动化报告质量评估等关键技术研究。建设药品

自发报告和主动监测系统，持续提高警戒智能化和现代化监测评价能力。

第二批重点项目执行周期为 2 年。各牵头单位、实施单位按照聚焦前沿、突出重点、强化实效、稳步推进的原则，研究制定项目实施方案，明确研究计划，细化研究目标和任务，加快创新监管工具、标准和方法，进一步提升药品监管能力和水平，加快创新产品上市步伐，更好满足公众健康需要。

通过重点项目的实施，按照聚焦前沿、突出重点、强化实效、稳步推进的原则，加快创新监管工具、标准和方法，进一步提升药品监管能力和水平，加快创新产品上市步伐，更好满足公众健康需要。

（三）持续加强中药监管科学智库建设

2023 年 4 月 4 日，国家药监局印发《关于组建中药材 GAP 专家工作组的通知》，决定设立中药材 GAP 专家工作组（以下简称专家组）。专家组设组长 1 名、副组长 3 名。所有成员任期 5 年，根据工作需要和专家意愿，专家组成员可以增补和调整。专家组遵循科学、依法、公开、公正、客观的原则，为中药材生产质量安全监管和促进中药材规范化发展，推进中药材 GAP 实施提供技术支持、决策建议。

6 月 30 日，国家药监局珍稀濒危中药材替代品监管政策与技术要求研究专家工作组成立，专家工作组由来自全国高校、科研院所、行业协会等 16 家单位的 20 名专业人员组成，涵盖了中医临床、中药资源、药学、药理毒理、标准、检验、审评，以及生物酶工程等领域。专家工作组将遵循科学、严谨、依法、依规、客观、公正的原则，为珍稀濒危中药材相关监管政策与技术要求的完善提供技术支撑和决策建议。

12 月 18 日，国家药监局已上市中药注射剂上市后研究和评价专家工作组成立，第一批专家工作组包括 28 名成员，组长为中国工程院院士张伯礼。

五、服务国家区域协调发展

（一）国家中医药综合改革示范区建设中药监管实践

积极配合国家中医药管理局等部门，有序推进上海、浙江、江西、山东、湖南、广东、四川等 7 省（市）国家中医药综合改革示范区建设，指导探索形成"一省一策"，优化和加强中药监管。

1. 上海：推进传统中药制剂备案和中药饮片追溯试点

（1）对传统中药制剂实行"一网通办"备案。上海市局积极贯彻落实《中医药法》，根据原国家食品药品监督管理总局《关于对医疗机构应用传统工艺配制中药制剂实施备案管理的公告》以及《关于做好医疗机构应用传统工艺配制中药制剂备案有关事宜的通知》要求，将传统中药制剂备案改革工作与"一网通办"相融合，以临床需求为导向，更好贴近百姓需求，优化应用场景，提升审批效率，通过大数据平台建设，实现"足不出户全程网办"。进一步推动医疗机构制剂成为中药新药的种子库、蓄水池，为加速名老中医经方验方转化奠定临床基础。

（2）试点开展临床常用中药饮片全程追溯。经过多年酝酿和筹备，上海市卫健委、中医药管理局、药监局、医保局、商委等多个行政部门携手，依托中药行业协会统一建立的信息追溯平台，共同推进中药饮片追溯体系建设试点。运用信息化手段，初步实现"溯源管理一副图、互联互通一张网、数据汇聚一条链、系统开发一平台"。追溯信息涵盖从中药材种植采收到饮片生产加工，以及医院配发和临床使用等全环节。

2. 广东：开展医疗机构制剂"岭南名方"遴选，助力医疗机构中药制剂转化中药新药

广东省局联合省医保局、省中医药局在全国率先以三医联动方式启动医疗机构制剂"岭南名方"遴选中医药综合改革项目。一是突出岭南特色流派治法，科学制定遴选程序和标准；二是严谨高效开展首批入选制剂品种遴选。从申报的 113 个品种中经过资料审核、初选，层层把关，优中选优，遴选出复康宁胶囊、助孕丸和清金得生片等首批"岭南名方"品种，以及 5 个孵育品种和 10 个入围品种，纳入"岭南名方"品种库进行动态管理。三是全面支持和服务医疗机构中药制剂向中药新药转化。省医保局、省中医药管理局等各相关部门依职能对"岭南名方"给予有关支持，支持"岭南名方"及孵育品种临床应用及医保结算，专人跟进重点培育促进其向新药转化，探索构建"名医－名方－名药"助力中药创新发展新路径。

3. 山东：点线面结合，打造中药上市后研究评价"齐鲁样板"

山东省局指导企业规范开展中药上市后变更，做好上市后风险管理，探索推进中药药物警戒，点线面结合强化中药上市后研究评价。发布《山东省药品上市后风险管理计划撰写指南》，指导企业主动制定并实施上市后风险管理计划，强化全生命周期质量管理。制定药品上市后变更管理实施细则和沟通程序，督促企业落实主体责任依法依规实施上市后变更管理。组织对工艺变更、药粉灭菌等开展科学研究，制定办理意见提供解决路径，着力推动解决历史遗留问题。研究发布《山东省中药药物警戒工作平台建设规划》，加强中药不良反应信号监测评价，指导中药注射剂强化安全性研究，指导企业完善并

修订中药说明书。对于经过再评价拟恢复生产的优势休眠品种，按照"程序不减、标准不降、服务优化"的原则，探索实施现场检查和资料审查相结合的"动静结合"模式，加快其恢复生产上市。

4. 四川：川产道地药材全产业链管理规范及质量标准提升示范工程

四川省药监局以药品监管综合改革为抓手，全面加强中药科学监管，进一步深化中药全产业链管理，把中药质量控制体系从中药生产企业延伸到中药材产地，打造出"川产道地药材全产业链管理规范及质量标准提升示范工程"，初步形成了具有四川特色的中药监管之路。在全省系统建立单品种中药材的三标准、五规范、二体系：①种子种苗标准；②药材及饮片标准；③商品规格等级标准；④良种繁育技术规范；⑤种植与养殖技术规范；⑥采收及产地初加工技术规范；⑦产地趁鲜加工与炮制一体化技术规范；⑧包装贮藏运输技术规范；⑨质量追溯体系；⑩备案与监管体系。

5. 湖南：开展患者自主申报医疗机构制剂不良反应与疗效评价

为确保医疗机构中药制剂安全有效，湖南省局创新开发了"湖南省患者自主申报医疗机构制剂不良反应与疗效评价系统"，系统已于 2022 年 5 月 1 日开始在全省正式启用。该系统基于省局对医疗机构制剂进行审批或备案时，赋予二维码，每个码对应一个文号或备案号，医疗机构在说明书和标签上印刷二维码，患者通过扫二维码直接报告疗效和不良反应。系统设置预警规则，监管部门能实时获取安全性预警信息，为监管提供技术支撑；以患者为中心对医院制剂的安全性、有效性评价，更客观地反映临床使用情况，推动疗效好的医疗机构制剂向中药新药转化；鼓励患者根据用药感受自主报告，督促医疗机构提升药品质量、强化药品安全意识，推动公众参与药品安全治理，体现药品安全社会共治。

6. 江西：建立省标动态增补修订模式

深入挖掘"盱江医学""樟帮""建昌帮"等江西传统中医药文化技术内涵。

建立《江西省中药材标准》《江西省中药饮片炮制规范》和《江西省中药配方颗粒标准》动态增补修订模式。利用现代研究技术方法和仪器设备，深入开展研究和临床观察。指导本地企业针对临床重要需求经典名方、国医大师及名老中医临床验方，选用古法特色饮片替换普通饮片进行临床验证对比，开展以中医、西医临床教授牵头的多中心循证医学项目，探索"三结合"基础上逐步转化为院内制剂乃至上市新药；建立以临床有效性为导向的中医药特色开发、转化模式，探索江西特色中药饮片新时代价值。

7. 浙江：以"黑匣子"和"中药数字标本馆"，提升中药质量安全监管和传统中药传承水平

依托药品生产企业自身信息化系统，构建"黑匣子"应用系统，实现药品安全关键数据自动归集和风险预判。构建"中药数字标本馆"，传承老药工的中药材（中药饮片）传统经验鉴别技艺。

（二）粤港澳大湾区中药监管创新实践

贯彻落实《粤港澳大湾区发展规划纲要》部署，深入实施《粤港澳大湾区药品医疗器械监管创新发展工作方案》，在做好"港澳药械通""简化审批港澳已上市传统外用中成药""澳门新街坊"等基础

上，进一步研究优化港澳已上市口服传统中成药简化审评审批工作，支持在横琴粤澳深度合作区使用澳门地区已上市部分药品，促进香港、澳门更好融入国家发展大局。

1. 举办粤港澳大湾区药品监管协作会议

粤港澳大湾区药品监管协作会议是在国家药监局的指导下，粤港澳三地药品监管部门共同组织召开的协作会议，旨在加强粤港澳三地在药品监管领域的合作与交流。2023 年 10 月 25 日，召开第一届粤港澳大湾区药品监管协作会议，围绕内地及港澳药品监管情况，共同深入研讨了包括药品注册管理、医疗器械监管、中药全生命周期管理等多个方面的监管进展，涉及从法规和技术标准体系建设到审评审批机制优化的全方位内容，旨在构建一个科学严谨、透明高效的粤港澳大湾区药品监管工作机制，以推动粤港澳监管机制对接，促进粤港澳大湾区医药产业共同发展。审议通过《粤港澳大湾区药品医疗器械监管风险信息通报工作指南（试行）》和《粤港澳大湾区中药标准建设工作方案》，为粤港澳大湾区药品监管创新发展提供了相应工作指引，有力促进粤港澳大湾区药品监管体系的一体化发展。

2. 简化注册审批港澳已上市传统外用中成药

国家药监局委托广东省药监局开展港澳已上市传统外用中成药进口审评审批，简化外用中成药进口注册流程，通过调整审批事权、精简申报材料、简化审批流程、压缩审批时间、优化审批服务等，为港澳传统中药融入大湾区内地市场发展提供了更多便利。截至 2023 年底，已有 11 个外用中成药通过该政策获批内地注册上市，其中澳门 2 个，香港 9 个。澳门地区也首次实现有本地生产中成药获批内地注册上市。

3. 制定中药湾区标准助力打造大湾区中药品牌

中药湾区标准建设是加强粤港澳三地中药标准融合互通的一项重要举措，中药湾区标准的制定不仅关系到三地中药产品流通的规则衔接，也关系到三地中药标准管理体系机制的对接。在国家药监局指导下，广东省药监局与香港医务卫生局、澳门药监局共同制定了《粤港澳大湾区中药标准建设工作方案》，成立粤港澳大湾区中药标准专家委员会，专家委员会委员由广东省药监局、香港卫生署、澳门药监局联合提名，以粤港澳三地中医药领域的国家药典委员共24名专家组成，主要负责开展中药湾区标准的评审工作。2023年12月7日，粤港澳大湾区中药标准专家委员会第一次工作会议在珠海横琴顺利召开。制定中药湾区标准，不仅有利于互促粤港澳三地中药标准制定水平和检验能力提升，而且将有利于以标准打造粤港澳大湾区中药质量品牌，促进湾区中药"走出去"。

（三）其他

支持平潭综合实验区在中药监管改革中先行先试，促进海峡两岸中药产业融合发展等。在"京津冀一体化"框架下，研究将北京市儿童医院部分临床急需而市场没有供应的儿童药调整至河北保定市儿童医院使用。

六、国际交流与合作

我国高度重视药品监管国际协调，共同应对不断出现的新问题和新挑战。充分发挥西太区草药监管协调论坛（FHH）、第 7 届中国－东盟药品合作发展高峰论坛、澜湄国家、金砖国家传统药监管研讨会议及亚洲合作资金项目、中国－东盟合作基金作用，成功推选中国澳门成为 FHH 正式会员，并推动设立 FHH 永久秘书处落户澳门大学。2023 年 9 月，第 13 届全球监管科学峰会（GSRS），与 FDA 以及有关药品企业、行业协会进行了交流。

（一）与 FHH 交流合作

2023 年 2 月 22 日，在第 20 届 FHH 执委会会议（线上会议）上，经我国药监部门参会人员的全力争取和协调下，FHH 执委会表决通过两项提案，一是增设澳门特别行政区药品监管机构为 FHH 正式成员，二是将 FHH 永久秘书处设在澳门大学。这一方面能有力推动澳门药品监管机构参与国际事务，同时也为中国中药"走出去"打开了新的一扇门，外交部国际司对此表示高度肯定。在本次执委会会议上，我国药监部门参会人员介绍了 2022 年中药审评审批改革创新成果、中药质量控制的技术要求与策略、预防中药不良反应的新思路。在 2023 年 2 月 23 日召开的第 9 届 FHH 国际论坛（线上会议）上，我国药监部门参会人员还分享了实时荧光定量 PCR 在川贝母鉴别中的应用、IC-IPAD 法测定肉苁蓉多糖中单糖组成、色谱技术在《中国药典》中药质量控制中的应用等研究成果。

（二）与东盟交流合作

2023 年 9 月 13 日至 15 日，第 7 届中国 – 东盟药品合作发展高峰论坛在广西防港城举办。高峰论坛以"向世界传递中医药声音 共创传统药物新未来"为主题。中国与东盟十国以及世界卫生组织、西太平洋草药协调论坛、世界中医药学会联合会共 344 人参加论坛。论坛充分展现了我国药监部门服务支持中药传承创新发展的做法和成就，提出了深化中药传统药物研发注册合作、推进标准协调、加强监管科学交流合作等举措，对服务国家周边外交战略和对外开放大局起到了有力的推动作用。来自中国与东盟十国及其他国际组织药品医疗器械监管、科研、生产、贸易等领域的政府官员、专家、企业家、学者、行业代表等围绕"中药（传统药物）监管政策""医药产业发展前沿""政策对产业发展影响""中国 – 东盟传统药物标准协调""传统药物质量标准研讨"等议题展开讨论，共商中国 – 东盟中医药产业发展大计，促进中国 – 东盟传统药物国际合作。同期举办了中国 – 东盟传统药物质量标准研讨闭门会议和中药企业圆桌对话会，与会专家围绕中国 – 东盟传统草药质量标准交流合作机制、中药材质量标准国际协调、传统药物发展、中医药"走出去"的现状与突破路径等热点开展专题研讨，寻找双边及多边协调合作发展新契机。

（三）世界卫生组织传统医药合作中心工作

2023 年，世界卫生组织传统医学合作中心（以下简称中心）组成的专业领域联盟［WHO Collaborating Centres of the Traditional，Complementary and Integrative Medicine（TCI）Global Network］成立，同年 8 月，中心参加了世界卫生组织传统、补充、整合医药合作中心峰会，介绍了中心的主要专长、近年与世界卫生组织的合作情况，并对世界卫生组织传统医学、补充医学与整合医学处的未来重点工作提出了建议。

2023 年 12 月，应世界卫生组织在华合作中心协调办公室邀请，中心派员参加了国家卫生健康委国际司和世界卫生组织驻华代表处在京共同主办的"世卫组织在华合作中心参与全球卫生治理研讨会"和"世卫组织在华合作中心能力提升培训"会议，就提升世界卫生组织在华合作中心任职履职和参与全球卫生能力、促进世界卫生组织在华合作中心可持续发展等议题，与世界卫生组织在华各合作中心，展开交流与讨论。

此外，在第二任期内，中心完成了 Clinical research in traditional and complementary medicine、Comments on WHO draft benchmark documents、WHO Benchmarks for the Training of Traditional Chinese Medicine、WHO Benchmarks for the Practice of Traditional Chinese Medicine、WHO Benchmarks for the Training of Traditional Tibetan Medicine 5 个 WHO 技术文件的全球评议。

中国与世界卫生组织制定的《中国－世卫组织国家合作战略（2022-2026）》，提出两个战略目标和六个优先领域，双方共同努力落实可持续发展目标、改善全球和区域的健康结果，其中优先领域2.1 提到要"提升世卫组织合作中心的能力，发挥其在实施 GPW13和西太平洋地区重点领域中的作用，并促进其与其他发展中国家及伙伴的合作"，共同促进全球卫生，构建人类卫生健康共同体。作为世界卫生组织与我国在传统医学领域的重要合作机构和桥梁，未来WHO CC（CHN-139）将继续履职尽责，构建符合中药特点、卓越领先的中药监管科学全球协调新机制，为世界各国的传统医学现代化、科学化和规范化发展及国家能力建设提供重要的技术支持。

七、中药研发及行业动态

（一）中药新药审批上市情况

根据 2023 年度药品审评报告，2019-2023 年，中药新药临床试验申请、新药上市许可申请受理数量和审评通过数量均呈现出连年增长态势（图 7-1）。

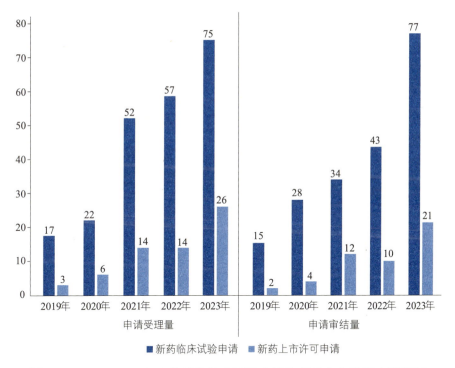

图 7-1　2019-2023 年中药新药临床试验申请和新药上市许可申请情况

2023 年批准 11 个（以批准文号计）中药新药上市，包括中药创新药品种 6 个，改良型中药 1 个，古代经典名方中药复方制剂 3 个、同名同方药 1 个（图 7-2）。加快确有临床价值的中药新药审评审批，发挥了中医药在疾病防治中的独特优势。

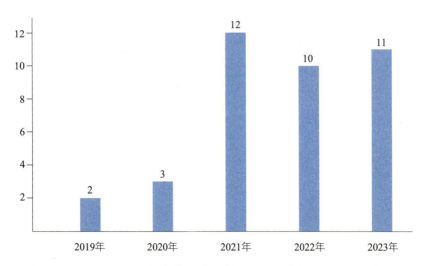

图 7-2 2019-2023 年中药新药审批上市（以批准文号计）情况

（二）中药生产企业和经营企业情况

近年来，通过不断改革优化中药监管政策、制度和措施，促进中药产业创新，调动企业活力，我国中药产业快速发展，产业规模和水平显著提升。根据国家药监局发布的《药品监督管理统计年度数据（2023 年）》，截至 2023 年底，全国有效期内生产中成药的企业有 2418 家，占全国药品生产企业总数的 28.6%；中药生产企业 4752 家（其中含中药饮片生产企业 2334 家），占全国药品生产企业总数的 56.2%（表 7-1）。

表 7-1 各地中药生产企业数量

省份	生产中药企业（含饮片）	生产中成药企业	生产中药饮片企业
北京	133	74	59
天津	47	36	11
河北	244	95	149
山西	99	71	28
内蒙古	63	27	36
辽宁	130	86	44
吉林	244	155	89

省份	生产中药企业（含饮片）	生产中成药企业	生产中药饮片企业
黑龙江	193	126	67
上海	64	47	17
江苏	167	100	67
浙江	132	80	52
安徽	369	89	280
福建	80	41	39
江西	179	93	86
山东	213	109	104
河南	226	109	117
湖北	171	98	73
湖南	157	76	81
广东	375	177	198
广西	181	108	73
海南	65	59	6
重庆	97	42	55
四川	328	146	182
贵州	135	78	57
云南	186	69	117
西藏	29	16	13
陕西	182	128	54
甘肃	148	32	116
青海	41	22	19
宁夏	26	6	20
新疆	46	21	25
新疆生产建设兵团	2	2	0
合计	4752	2418	2334

据中国医药企业管理协会发布 2023 年医药工业运营情况，在医药工业营业收入和增速负增长情况下，各行业走势出现分化，其中中药饮片、中成药等 2 个子行业营业收入、利润保持正增长，尤其中药饮片的营业收入、利润增速达到两位数。2023 年，中药工业营业

收入达到 7095.2 亿元，其中中药饮片加工营业收入 2172.8 亿元，营业收入增速 14.6%，利润增速 22.9%；中成药生产营业收入 4922.4 亿元，营业收入增速 6.5%，利润增速 6.4%。

（三）中药类商品进出口概况

据海关总署统计，2019-2023 年我国中药材（含中式成药）出口额和出口量分别为 81.2 亿元、83.6 亿元、81.9 亿元、91.2 亿元、94.11 亿元，13.3 万吨、14.4 万吨、13.7 万吨、14.7 万吨、14.38 万吨（图 7-3）。2023 年我国中药材出口额同比上升 6.5%，中式成药出口额同比下降 5.0%，中药材出口量同比下降 2.1%，中式成药出口量同比下降 4.9%。

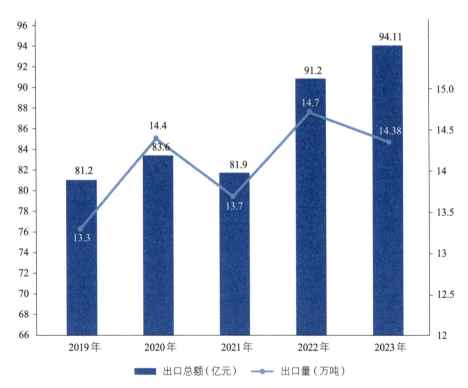

图 7-3 **2019-2023 年我国中药材（含中式成药）出口额和出口量情况**

中药材依旧占据中药类产品出口大头，2023 年全年出口额 70.28 亿元，较 2022 年同比上升 6.5%。中式成药在 2023 年全年出口额达到 23.82 亿元，出口额较 2022 年同比减少 5.0%。

2023 年，我国中药材及饮片产业进出口整体保持了较强的活力，根据中国医药保健品进出口商会统计数据显示，2023 年我国中药材及饮片进出口总额为 19.4 亿美元，同比小幅下降 3.4%。其中，出口额 13.2 亿美元，同比下降 5.9%；进口金额 6.2 亿美元，同比增长 2.3%。

近 10 年来，我国中药材及饮片出口保持稳定态势，出口量基本保持在 20 万-25 万 t 的数量级，出口额在 10 亿-15 亿美元上下波动。2023 年，我国出口中药材及饮片的前十大品种为肉桂、枸杞子、红枣、人参、冬虫夏草、当归、黄芪、茯苓、地黄和山药，占全年出口额的 45.5%。肉桂是我国中药材及饮片出口的第一大品种，也是唯一出口额过亿美元的品类，2023 年出口额达 17953.7 万美元，但是出口额同比大幅下跌，跌幅高达 32.8%。还有两类产品值得重点关注，其出口均实现了大幅增长。第一类为人参，全年出口额为 6632.3 万美元，同比增长 38.5%，出口量为 1634.5 t，同比增长 61.0%。第二类为冬虫夏草，全年出口额为 4736.3 万美元，同比增长 78.2%，出口量为 2.8 t，同比增长 64.1%。

我国中药材及饮片的进口取得了突飞猛进的发展，进口量由 2014 年的 7.2 万 t 快速攀升至 2023 年的 26.1 万 t，年复合增长率为 13.7%；进口额由 2014 年的 2.5 亿美元增长至 2023 年的 6.2 亿美元，年均复合增长率为 9.5%。我国进口中药材及饮片的前十大品种为西洋参，豆蔻，鹿茸，肉豆蔻，人参，甘草，番红花，小茴香，乳香、没药及血竭，姜黄，占全年进口额的 63.1%。西洋参是进口的第一大品种，全年进口额为 9273.8 万美元，同比增长 34.8%，占中药材及饮片进口总额的 14.9%；进口总量为 5662.5 t，同比增长 56.8%。甘草是 2023 年进口增幅较大的品类，全年进口额为 2872.6 万美元，同比增长 199.8%，进口量为 3.7 万 t，同比增长 230.3%，创近年来的新高。

附 表

中药保护品种列表

序号	药品名称	药品批准文号	保护品种编号	生产企业	保护起始日	保护终止日
1	云南白药胶囊	国药准字Z53020799	ZYB11020160160	云南白药集团股份有限公司	2016.11.07	2025.08.18
2	云南白药	国药准字Z53020798	ZYB11020160170	云南白药集团股份有限公司	2016.11.07	2025.08.18
3	丹黄祛瘀胶囊	国药准字Z20026010	ZYB2072016018	吉林龙鑫药业有限公司	2017.01.13	2024.01.13
4	注射用红花黄色素	国药准字Z20050146	ZYB2072016019	浙江永宁药业股份有限公司	2017.01.13	2024.01.13
5	注射用红花黄色素	国药准字Z20050594	ZYB2072016019-1	山西德元堂药业有限公司	2017.01.13	2024.01.13
6	麝香通心滴丸	国药准字Z20080018	ZYB2072016014	内蒙古康恩贝药业有限公司圣龙分公司	2017.01.13	2024.01.13
7	和血明目片	国药准字Z20025067 国药准字Z20073062（薄膜衣片）	ZYB2072016020	西安碑林药业股份有限公司	2017.01.13	2024.01.13
8	健脾止泻宁颗粒	国药准字Z20026356	ZYB2072016021	重庆希尔安药业有限公司	2017.01.13	2024.01.13
9	丹蒌片	国药准字Z20050244	ZYB2072017002	吉林康乃尔药业有限公司	2017.07.18	2024.07.18
10	百合固金片	国药准字Z20050219	ZYB2072017007	广州诺金制药有限公司	2017.07.18	2024.07.18
11	降脂通络软胶囊	国药准字Z20040032	ZYB20720170090	神威药业集团有限公司	2017.08.23	2024.02.26
12	金嗓开音胶囊	国药准字Z20020058	ZYB20720170100	西安碑林药业股份有限公司	2017.11.09	2024.02.26

续表

序号	药品名称	药品批准文号	保护品种编号	生产企业	保护起始日	保护终止日
13	结肠宁	国药准字Z10890022	ZYB2072017008	九芝堂股份有限公司	2017.11.21	2024.11.21
14	通络生骨胶囊	国药准字Z20040001	ZYB20720170140	浙江海正药业股份有限公司	2017.12.11	2024.02.26
15	片仔癀	国药准字Z35020243	ZYB11020180010	漳州片仔癀药业股份有限公司	2018.02.07	2024.09.15
16	灯盏花素滴丸	国药准字Z20080076	ZYB2072018002	南昌弘益药业有限公司	2018.02.24	2025.02.24
17	金天格胶囊	国药准字Z20030080	ZYB2072017012	金花企业（集团）股份有限公司西安金花制药厂	2018.02.24	2025.02.24
18	龙香平喘胶囊	国药准字Z20030138	ZYB2072017011	山东华信制药集团股份有限公司	2018.02.24	2025.02.24
19	骨参片	国药准字Z20100042	ZYB2072018005	武汉科兴医药科技开发有限公司	2018.02.24	2025.02.24
20	四磨汤口服液	国药准字Z20025044	ZYB2072017013	湖南汉森制药股份有限公司	2018.02.24	2025.02.24
21	抗病毒颗粒	国药准字Z20070007 国药准字Z20010127	ZYB2072018006	四川光大制药有限公司	2018.08.31	2025.08.31
22	九味熄风颗粒	国药准字20150075	ZYB2072018007	江苏康缘药业股份有限公司	2018.10.29	2025.10.29
23	归柏化瘀胶囊	国药准字Z20120033	ZYB2072018008	南京正大天晴制药有限公司	2018.10.29	2025.10.29
24	百合固金片	国药准字Z20090800	ZYB2072017007-1	广东万方制药有限公司	2019.01.15	2024.07.18
25	安络化纤丸	国药准字Z20010098	ZYB20720190010	森隆药业有限公司	2019.01.15	2024.08.03

序号	药品名称	药品批准文号	保护品种编号	生产企业	保护起始日	保护终止日
26	养血清脑丸	国药准字 Z20063808	ZYB20720190020	天士力医药集团股份有限公司	2019.01.15	2025.04.03
27	复方木尼孜其颗粒	国药准字 Z65020166	ZYB2072019003	新疆维吾尔药业有限责任公司	2019.05.20	2026.05.20
28	天丹通络胶囊	国药准字 Z20010029	ZYB20720190040	山东凤凰制药股份有限公司	2019.10.09	2024.11.05
29	生血宁片	国药准字 Z20030088	ZYB20720190050	武汉联合药业有限责任公司	2019.10.09	2026.03.20
30	芪龙胶囊	国药准字 Z20000097	ZYB20720200030	济宁华能制药厂有限公司	2020.02.05	2024.11.05
31	灯盏花素滴丸	国药准字 Z20110013	ZYB2072018002-1	贵州信邦制药股份有限公司	2020.02.05	2025.02.24
32	紫龙金片	国药准字 Z20010064	ZYB20720200020	津药达仁堂集团股份有限公司隆顺榕制药厂	2020.03.11	2026.06.20
33	妇科断红饮胶囊	国药准字 Z20090713	ZYB2072020001	株洲千金药业股份有限公司	2020.03.16	2027.03.16
34	炎消迪娜儿糖浆	国药准字 Z65020183	ZYB20720200040	新疆维吾尔药业有限责任公司	2020.10.10	2024.11.05
35	舒脑欣滴丸	国药准字 Z20050041	ZYB20720200060	津药达仁堂集团股份有限公司第六中药厂	2020.10.10	2026.06.20
36	芪参胶囊	国药准字 Z20044445	ZYB2072020005	上海凯宝新谊（新乡）药业有限公司	2020.10.16	2027.10.16
37	参七心疏胶囊	国药准字 Z20025482	ZYB2072020007	云南永孜堂制药有限公司	2020.10.16	2027.10.16
38	治咳川贝枇杷滴丸	国药准字 Z20010128	ZYB20720200080	津药达仁堂集团股份有限公司第六中药厂	2020.11.06	2026.06.20

续表

序号	药品名称	药品批准文号	保护品种编号	生产企业	保护起始日	保护终止日
39	葛酮通络胶囊	国药准字Z20060439	ZYB20720200090	安徽九方制药有限公司	2020.11.06	2026.12.20
40	银杏酮酯滴丸	国药准字Z20050393	ZYB20720200100	浙江九旭药业有限公司	2020.12.28	2027.05.09
41	银杏酮酯滴丸	国药准字Z20050220	ZYB20720200101	山西千汇药业集团有限公司	2021.05.06	2027.05.09
42	通脉养心丸	国药准字Z12020589（薄膜衣片）	ZYB20720210010	津药达仁堂集团股份有限公司乐仁堂制药厂	2021.11.03	2027.05.09
43	血栓通胶囊	国药准字Z20025972	ZYB20720210020	哈尔滨珍宝制药有限公司	2021.11.03	2028.05.05
44	小儿七星茶口服液	国药准字Z20050862	ZYB20720210030	中山市恒生药业有限公司	2021.11.03	2028.05.05
45	活血止痛软胶囊	国药准字Z20080118	ZYB20720210040	湖北惠海希康制药有限公司	2021.11.03	2028.12.26
46	小儿热速清糖浆	国药准字Z20153067	ZYB2072022001	黑龙江珍宝岛药业股份有限公司	2022.01.18	2029.01.18
47	复方银花解毒颗粒	国药准字Z20040024	ZYB2072022002	天长亿帆制药有限公司	2022.04.01	2029.04.01
48	淫羊藿总黄酮胶囊	国药准字Z20140012	ZYB2072022003	江苏康缘阳光药业有限公司	2022.09.05	2029.09.05
49	舒肝解郁胶囊	国药准字Z20174037	ZYB2072022004	四川济生堂药业有限公司	2022.09.05	2029.09.05
50	达立通颗粒	国药准字Z20050001	ZYB2072022005	南昌弘益药业有限公司	2022.11.30	2029.11.30
51	小儿热速清糖浆	国药准字Z20000094	ZYB2072022001-1	河南金鸿堂制药有限公司	2022.12.21	2029.01.18
52	妇炎泰颗粒	国药准字Z20090946 国药准字Z20050243	ZYB2072023001	哈尔滨一洲制药有限公司	2023.04.17	2030.04.17
53	肾宝片	国药准字Z20080627	ZYB2072023002	江西汇仁药业股份有限公司	2023.04.24	2030.01.19

序号	药品名称	药品批准文号	保护品种编号	生产企业	保护起始日	保护终止日
54	心速宁胶囊	国药准字Z20050131	ZYB2072023003	陕西摩美得气血和制药有限公司	2023.05.08	2030.05.08
55	胆舒胶囊	国药准字Z20026078	ZYB20720230040	四川济生堂药业有限公司	2023.06.15	2030.01.19
56	清肝降压胶囊	国药准字Z20093712	ZYB20720230050	北京洪天力药业有限公司	2023.08.16	2027.05.09
57	鲜益母草胶囊	国药准字Z20080052	ZYB20720230070	浙江大德药业集团有限公司	2023.08.16	2028.12.26
58	馥感啉口服液	国药准字Z20025275	ZYB20720230060	广州一品红制药有限公司	2023.08.16	2030.01.19
59	牙痛停滴丸	国药准字Z20060019	ZYB20720230080	津药达仁堂集团股份有限公司第六中药厂	2023.10.09	2028.12.26
60	复方芩兰口服液	国药准字Z20026049	ZYB20720230090	黑龙江珍宝岛药业股份有限公司	2023.10.09	2029.07.07
61	跌打七厘片	国药准字Z20027418 国药准字Z20143029	ZYB20720230100	重庆希尔安药业有限公司	2023.10.09	2030.01.19
62	通络祛痛膏	国药准字Z20000065	ZYB20720230110	河南羚锐制药股份有限公司	2023.11.27	2030.01.19
63	麝香追风止痛膏	国药准字Z20027408	ZYB20720230120	重庆希尔安药业有限公司	2023.11.27	2030.01.19
64	甘桔冰梅片	国药准字Z20026258	ZYB20720230130	重庆华森制药股份有限公司	2023.11.27	2030.01.19
65	生血宝合剂	国药准字Z20050770	ZYB20720230140	清华德人西安幸福制药有限公司	2023.11.27	2030.07.20
66	复方黄柏液涂剂	国药准字Z10950097	ZYB20720230150	山东汉方制药有限公司	2023.11.27	2030.07.20
67	冠心宁片	国药准字Z20150028	ZYB2072023016	正大青春宝药业有限公司	2023.12.25	2030.12.25